中华医学养生保健丛书

头部按摩治百病

速查手册

李彦龙◎编著

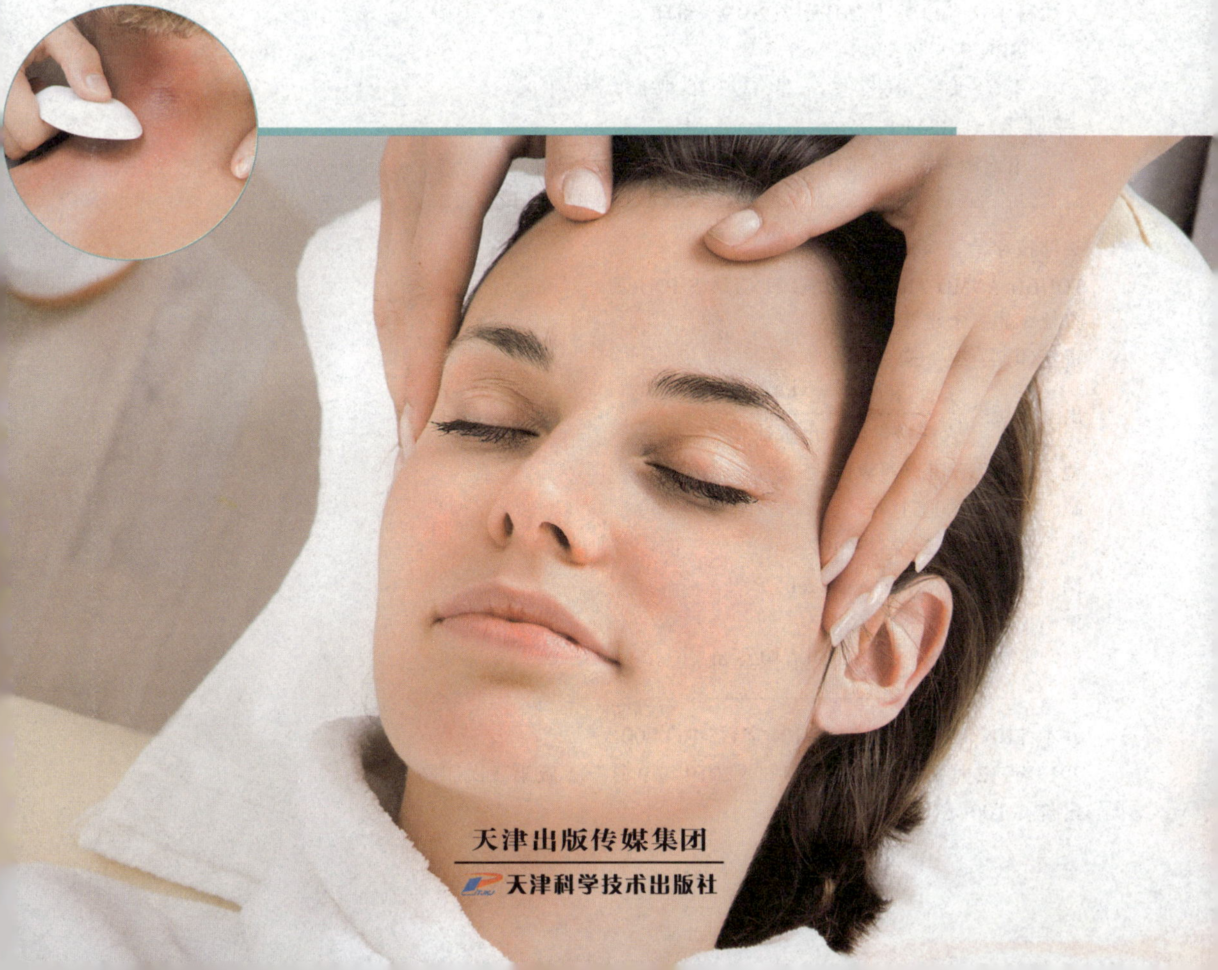

天津出版传媒集团
天津科学技术出版社

图书在版编目(CIP)数据

头部按摩治百病速查手册 / 李彦龙编著.-- 天津:天津科学技术出版社,2013.12(2019.9 重印)

ISBN 978-7-5308-8566-6

Ⅰ.①头… Ⅱ.①李… Ⅲ.①头部-按摩疗法(中医)-手册 Ⅳ.①R244.1-62

中国版本图书馆 CIP 数据核字(2013)第 302253 号

头部按摩治百病速查手册

TOUBU ANMO ZHI BAIBING SUCHA SHOUCE

责任编辑:张建锋

责任印制:王　莹

出　　版:天津出版传媒集团
天津科学技术出版社

地　　址:天津市西康路 35 号

邮　　编:300051

电　　话:(022) 23332402

网　　址:www.tjkjcbs.com.cn

发　　行:新华书店经销

印　　刷:晟德(天津)印刷有限公司

开本 710×1000　1/16　印张 10　字数　160 000

2013 年 12 月第 1 版第 1 次印刷　2019 年 9 月第 1 版第 3 次印刷

定价:36.00 元

Preface
前言

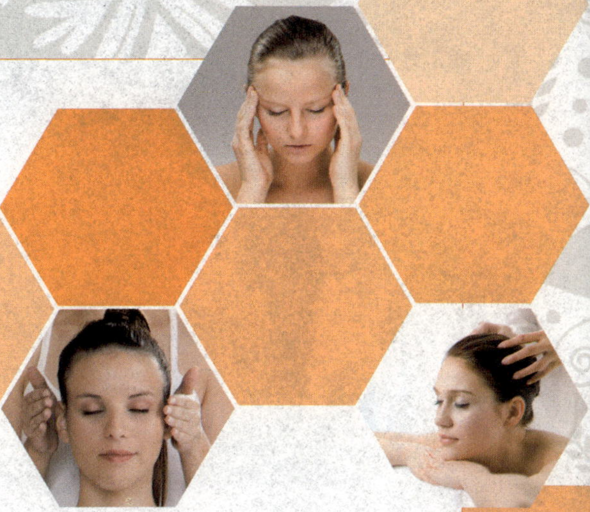

中医学认为“头为诸阳之会”，人体的阳经与阳气都交汇于此，五脏六腑的精华之血、清阳之气皆上注于头，百脉所通，系一身之主宰，对控制和调节人体生命活动起着极其重要的主导作用，头部也控制着我们全部的思想与情感。然而，头部又是非常容易被邪气侵袭的器官，当人们偶感风寒或是长时间紧张过后，都会出现头痛、疲乏、失眠等不适症状。因此，古今中外的养生健身之道都非常重视头部保健，经常按摩头部，有促进清阳上升、百脉调和、清醒头脑、增强记忆、防治疾病等作用。

想通过头部按摩来促进身体的健康，就必须先了解头部按摩的原则、穴位、宜忌等全方位的知识。因此，我们编写了这本《头部按摩治百病速查手册》，教您如何进行正确的自我按摩及家庭成员间的互动按摩，使您足不出户便可防治各种疾病，拥有一个健康的身体。由于编者水平所限，不足之处敬请谅解。

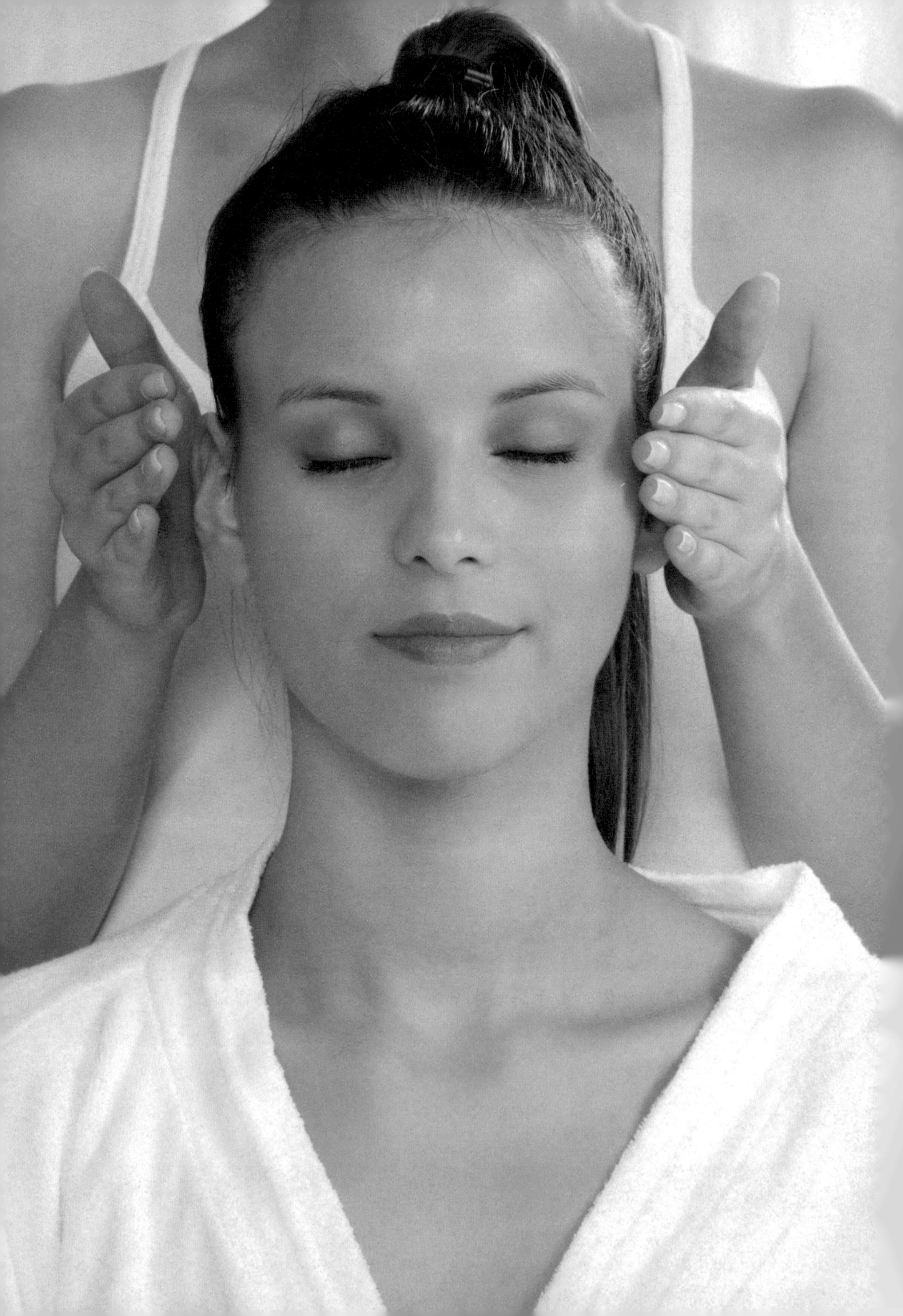

目录 CONTENTS

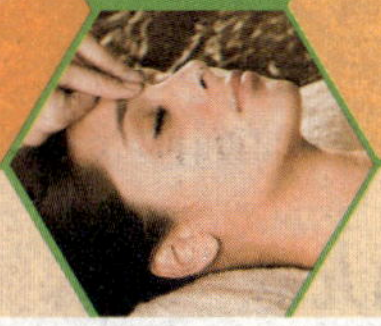

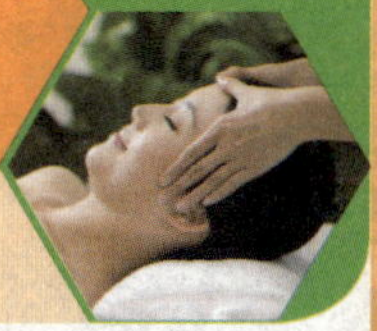

第一章

头部按摩的基础知识

TOU BU AN MO DE JI CHU ZHI SHI

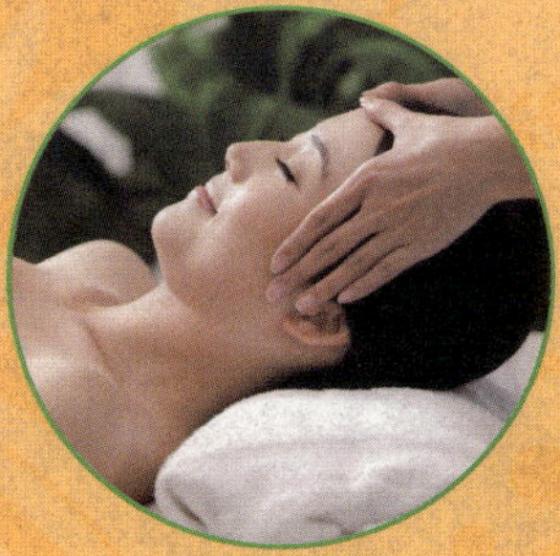

头是人体神经控制中枢的重要部位。现代医学实践证明，头(即大脑)由人类生命活动的神经中枢、身体神经、中枢神经和周围神经组成。中枢神经是人接受、分析、处理外在感知和产生应变冲动的中枢控制组织。而周围神经系统中的脑神经、脊神经和自主神经是感受外在感知(感受器)并向中枢神经传输信息，接受中枢神经的执行指令并完成机能反应(效应器)的高级神经组织。虽然神经功能错综复杂，然而正常状况下却井然有序，维持人体的正常生命活动，但当在环境因素或某种状态影响下，会使神经的感知效应或传导异常而形成病理状态，从而使大脑皮层、髓质以及机体某种机能状态的电位、负荷发生改变产生病理反应。

头部按摩的优势

1.经济实惠

头部按摩不需要任何设备和任何药物，只需要自己的双手，就可在家里防病治病，更能在无病时强身健体。因此，学会头部按摩疗法可以省钱又省时。

2.安全有效

长期临床实践证明，安全有效是穴位按摩疗法的最大优点。这一疗法不用打针吃药，无创伤，无任何副作用，有病治病，无病强身，完全符合当今医学推崇的“无创伤医学”和“自然疗法”。

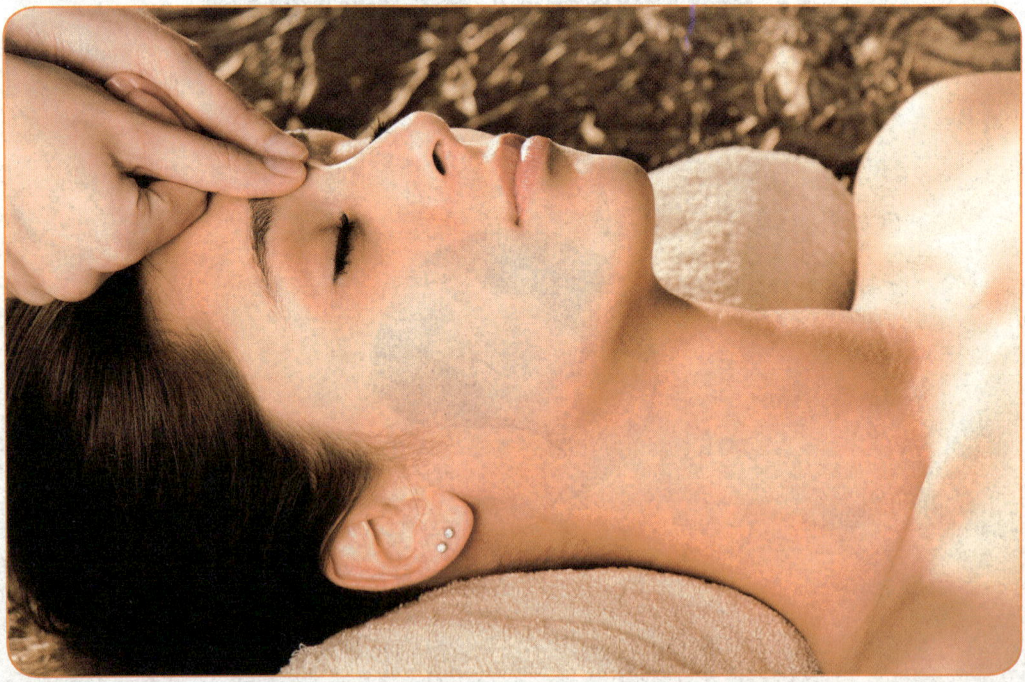

3.简单易学

“简单”是指头部按摩疗法不受时间、地点、环境、条件的影响，当身体某脏器或部位出现不适，随时随地都可进行按摩；“易学”即男女老幼都可以学会，只要认真、反复实践即能掌握。

4.疗效明显

头部按摩疗效奇特，是一种无针、无药、无创伤、无副作用的物理疗法，是一种标本兼治的全身治疗方法，尤其是对一些慢性疾病的治疗，更能显示出其独特的疗效，深受人们的喜爱。

当人们感觉稍有不适或精神不振时，穴位反射区或穴位就会有反应。我们通过对穴位进行观察、触摸、按压等诊断方法，就会发现很多疾病的早期症状，进而达到早期治疗的目的。

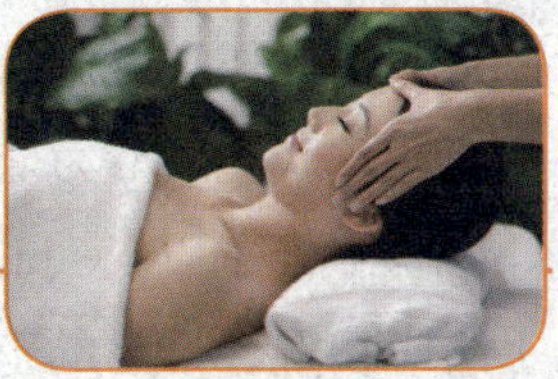

头部按摩的功效

1.疏通经络

经络是人体气血运行的通路，内联五脏六腑，外络四肢百骸、五官九窍，沟通表里内外，贯穿左右上下，网络全身，运行气血，使人体各部位紧密联系起来，成为一个不可分割的有机整体，从而调节人体多种生理功能活动，保持人体机能的协调和相对平衡。

2.调和气血

由于按摩手法的机械刺激，可以将机械能转化为热能，提高身体局部组织的温度，促使毛细血管扩张，从而改善血液和淋巴循环，减低血液黏滞性，降低周围血管阻力，减轻心脏负担，避免心血管疾病的发生。

3.平衡阴阳

人体为对立统一的有机整体，中医经常以阴阳观念解释人体内部变化，认为其中任何一方的势力范围过大，都会引起体内阴阳不平衡。所以，调整阴阳一直都是中医治病的基本原则，如表里出入、上下升降、寒热进退、邪正虚实、营卫不和、气血失和等，都属于阴阳失调的具体表现。因此，升清降浊、寒势温清、调和营卫、调理气血等，都属于平衡阴阳的方法。

4.提高免疫力

免疫力低下的人，是指容易生病的人群，除了婴幼儿、老人、孕产妇外，还包括体质较弱的人。通过按摩可以帮助人们提高免疫力，因为按压特定穴位可以增强机体的免疫力功能。

头部按摩的原则

1.按摩顺序

头部按摩一般以从头顶到四周、从头前到头后、从中间到两侧为序。按摩路线应顺着皮肤、经络、血管的走向，方可促进血液循环，如与经络、皮肤、血流的方向相反，则阻塞血液循环，不仅不能使人们变得容光焕发，反而会使皮肤变得粗糙。

2.按摩时间

一般每日早晚各按摩一次。早晨按摩应在洗脸后进行，可避免将皮肤表面的灰尘揉入皮肤。为了防止直接刺激皮肤，可涂以少量的护肤香脂以保护皮肤，减少摩擦，便于操作。早起按摩，手法须缓慢、轻柔，给头肌、血管和经络以轻微刺激，从而使皮肤充满活力。

晚上推拿以10~11时为最佳，因为此时正是新陈代谢最旺盛之时。晚上按摩，手法应稍重，推拿的范围可广，给头肌、皮肤以较强刺激，以面部发热为宜。头昏眼花者可随时操作，手法要灵活。

3.按摩力度

按摩力度的大小和疗效有密切关系，力度太小，达不到产生痛感的最小刺激量，则无法达到预期效果，不能引起适当反应；力度过大，则会造成强烈疼痛感、肌肉损伤和神经紧张，也可能引起自抑作用或神经麻木，使得按摩所产生的神经传输变成无法改变病理反应的紊乱传输。

头部按摩时，应根据个人的忍耐度，在最大忍受范围内取得最好的效果，由轻到重、缓慢而有规律地尝试，以给人安全、舒适的感觉。值得注意的是，按摩口唇周围的手法须轻，尤其青少年和女性，防止指甲划伤皮肤，造成感染。

4.按摩体位

头部按摩体位一般有4种，即端坐位、仰卧位、俯卧位和侧卧位，前三者为常用体位，最后一种极少采用。

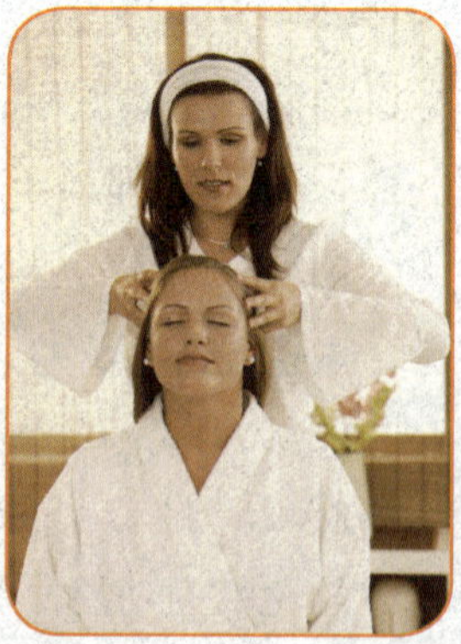

（1）端坐位：正坐，屈膝90°，双脚分开与肩同宽，双上肢自然下垂或双手置于膝上。

（2）仰卧位：面部朝上，平卧于床上，双下肢自然伸直或自然屈曲。根据按摩需要，可随时调整上下肢的位置。

（3）**俯卧位：**趴在床上，腹部向下，去枕，面部朝下或歪向一侧，双下肢自然伸直，上肢置于体侧或屈肘置于面部下方。根据按摩需要，可随时调整上下肢的位置。

（4）**侧卧位：**身体一侧在下；双腿自然屈曲，或下侧腿伸直，上侧腿屈曲；下侧上肢屈肩、屈肘90°，上侧上肢自然垂直，置于体侧或撑于体前床面。

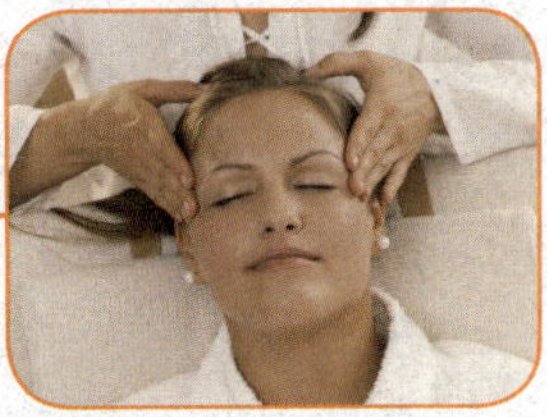

头部按摩的辅助工具

1.梳子

用梳子进行按摩，在刺激穴位时可快速敲打，疏通血液循环，缓解疲劳；也可按住穴位不动并停留一会儿，刺激穴位。

2.圆珠笔

可用圆珠笔略尖的一端以较强力道按压面部穴位。平时使用较方便。

3.头部按摩爪

把按摩爪罩在头部，往下压或左右摇晃，可促进脑部血液循环，缓解用脑疲劳，保持头脑清醒。

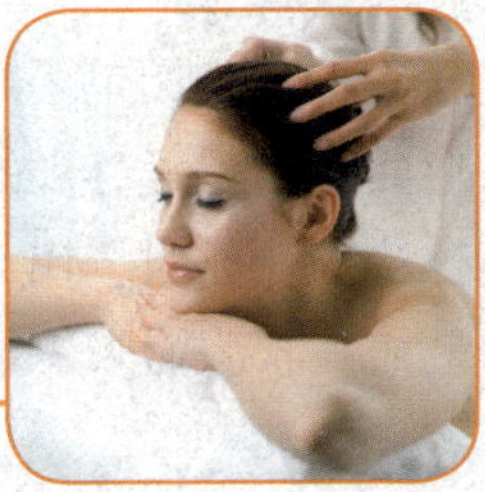

头部按摩的手法

1.按法

按法是用拇指或掌根等部按压体表一定部位或穴位的方法。操作时，着力部位要紧贴体表，不可移动，由轻而重用力，不可用蛮力按压，深压捻动。本法具有安心宁神、镇静止痛、开通闭塞、矫正畸形的作用。

2.揉法

揉法是指用手指或手掌贴在受术者皮肤等有关部位、压痛点或穴位处，进行左右、前后的内旋或外旋揉动，使施治部位的皮下组织随着施治指或掌转动的方法。用力要轻柔，一般每分钟120～160次。本法有宽胸理气、消积导滞、活血化瘀、消肿止痛等作用。

3.摩法

摩法是用掌面或食指、中指、无名指指面附着于体表一定部位上，以腕关节连同前臂做环形、有节律的抚摩。一般将掌面抚摩称为“掌摩法”，将指面按摩称为“指摩法”。用力自然，每分钟120次左右。摩法不宜急，不宜缓，不宜轻，不宜重，以中和之意施之，刺激轻柔、缓和，是按摩头面部的常用手法。本法有理气和中、消积导滞、行气和血、消瘀散肿等作用。

4.推法

推法是指用手掌或手指向下、向外或向前推挤受术者肌肉的方法。操作者放松上肢，肘关节微屈下垂，腕关节自然微屈，拇指着力，以螺纹面螺旋式向前推动并向后回旋，压力均匀，一推一回，动作灵活。运用推法要注意用力要稳，速度要缓慢，着力部位要紧贴皮肤。本法是按摩头部最常用的手法之一，适用于头部所有线状穴位以及穴与穴之间的操作。本法有消积导滞、解痉镇痛、消瘀散结、通经理筋、消肿活血等作用。

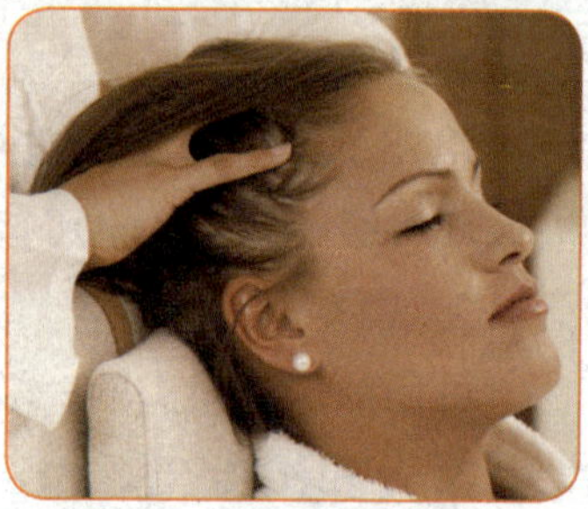

5.分法

分法为两手四指并拢，以罗纹面贴于施治部位表面，由一处向相反方向外分的方法。操作时，双手用力要均匀一致或配合协调，移动轨迹要保持直行。本法有疏经活络、调和面部气血、清脑明目等作用。

6.抹法

抹法为用单手或双手指面、掌面紧贴于皮肤，做上下、左右单方向的直线或弧形曲线的反复移动的方法。根据治疗部位的不同，又分为拇指抹法、四指抹法、掌抹法。操作时，用力要轻而不浮，重而不滞。本法具有开窍镇静、清醒头目、行气散血、扩张血管等作用。拇指抹法常用于头面部，治疗头晕、头痛、失眠等症。

7.挤法

挤法又称为“挟按法”，是指操作者用单手或双手拇指、食指指腹附着于体表一定部位或穴位上做对称性用力，向中间进行挤捏按摩的方法。操作时，夹持挤压，每穴不超过10次。本法有疏风解表、发汗祛热、祛瘀散结等功效，对治疗感冒、头痛、暑热、呕吐、恶心等有良好效果。

8.刮法

刮法为拇指桡侧面或食指、中两指揸腹部蘸水后，直接在体表一定部位或穴位上着力，做单方向的快速刮动。刮法属于中等刺激手法。本法具有活血通络、祛风散寒、发汗解表、祛除暑湿的作用。

9.拿法

拿法为用拇指和食指、中指或无名指、小拇指做相对用力，在一定部位和穴位上进行节律性提捏。操作时，用力要由轻而重，不可突然用力，动作要缓和而有连贯性。临床常配合其他手法用于颈项部位。本法具有疏通经络、调和阴阳、祛风散寒、泄热止痛等作用。

10.弹法

弹法为用一手手指指腹紧压住另一手手指指甲做用力弹击的方法。操作时，可连续弹击患处，每分钟弹击120～160次。本法适用于全身各部，尤以头面、颈项部最为常用。本法具有开窍醒脑、镇静安神、行气活血的作用。

11.摇法

摇法是用一手握住关节近端的肢体，另一手握住关节远端的肢体，做缓和回旋的转动。摇法用力要柔和，不可使用蛮力和超过生理限度。本法适用于四肢关节及颈项等。本法有滑利关节、增强关节活动功能的作用。

12.振法

振法有掌振法和指振法两种，用手指或手掌在体表着力，前臂和手部肌肉强力、静止性用力，产生振颤动作。用手指着力称“指振法”，用手掌着力称“掌振法”。操作时，力量要集中于指端或手掌上，振动频率较高，着力稍重。本法一般常用单手操作，也可双手同时操作。本法具有醒脑提神、疏经通络、和中理气、消食导滞、调节胃肠等作用。

13.扳法

扳法是双手以相反方向或同一方向用力扳动头部的方法。操作时，动作必须果断而快速，用力要稳，两手动作要协调配合，扳动幅度不能超过各关节的生理活动范围。本法有舒筋通络、滑利关节、纠正解剖位置失常等作用。

14.叩法

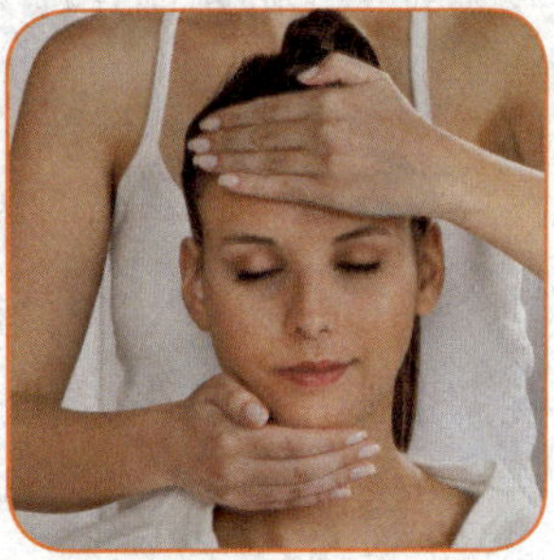

叩法是用指端着力或五指并拢屈曲成握空拳状，或以小指尺侧部分着力，在一定部位或穴位上进行叩击的按摩方法。操作时，根据施术时力点不同，将叩法分为中指叩法、五指叩法、拳叩法3种。中指叩法主要适用于颅顶及浅表关节。五指叩法主要适用于前额、颅顶、浅表关节部位，常用于治疗头痛、头晕、感冒等疾病。本法具有疏通经脉、通络止痛、滑利关节、开窍醒脑、振奋精神、消除疲劳等作用。

15.掐法

掐法是用指甲在患处一上一下重按穴位或两手指同时用力抠掐，同时又不刺破皮肤的手法。掐法是重刺激手法之一，如临床急救常以指甲来代替针，为了避免刺破皮肤，要掌握好指力或在掐穴处垫块薄布，为增进疗效、缓解疼痛，掐后可再轻揉一会。本法有开窍醒神、镇惊止痛、解除痉挛等作用。

16.拔伸法

拔伸即牵位、牵引的意思。拔伸法为固定肢体或关节的一端，牵拉另一端的方法。操作时，受术者正坐，施术者站在受术者背后，用双手拇指顶在枕骨下方，掌根托住两侧下颌角下方，并用两前臂压住受术者两肩，两手用力向上，两前臂下压，同时向相反方向用力。用力要均匀而持久，动作要缓和。本法对扭错肌腱和移位关节有整复作用。

头部按摩适应证

（1）对慢性胃肠道疾病有一定疗效，头部按摩对消化系统的消化吸收功能有很好的促进作用。

（2）对各种变态反应性疾病，如过敏性哮喘、过敏性鼻炎、过敏性皮炎等有一定疗效。因为头部按摩对神经内分泌系统的平衡有较好的调整作用。

（3）对各种炎症，如乳腺炎、淋巴结及淋巴管炎、上呼吸道感染、喘息性气管炎等有明显疗效，说明头部按摩可增强机体免疫系统的功能。

（4）对动脉硬化、高血压等有明显疗效，表明头部按摩对血液循环有很好的促进作用。

（5）对神经官能症(包括下丘脑自主神经功能紊乱、各脏器功能紊乱)和神经痛有明显疗效。因为头部按摩疗法对中枢神经系统的兴奋与抑制平衡有调节作用，对痛觉有明显的阻断作用。

头部按摩禁忌证

（1）患有严重内科病的患者，如有严重的心脏病、肺病、肝病、急腹症或脑栓塞、脑出血患者处于急性期时，以及有恶性肿瘤患者禁用头部按摩。

（2）有皮肤破溃或皮肤病妨碍按摩施术者，包括脓肿、湿疹、风疹、癣、溃疡性皮肤病、烫伤、烧伤等，禁用或慎用头部按摩。

（3）有开放性损伤者或施用血管、神经吻合术者禁用按摩。

（4）对于特殊生理期的妇女，如月经期、怀孕期的女性，应慎用头部按摩。

（5）对体质虚弱、经不起轻微手法者，如年老体弱、久病气虚者，应慎用或禁用头部手法操作。

（6）对疲劳过度、酗酒后神志不清、饥饿或饭后半小时以内者，应慎用或忌用按摩。

（7）对于有感染性疾病者，如骨髓炎、骨结核、化脓性关节炎、丹毒等，应禁用头部按摩。

（8）对有流行性感冒、乙型脑炎、白喉、痢疾及其他急性传染病的患者，不宜进行头部按摩。

（9）对有癌症、恶性贫血、久病体弱而极度消瘦者，禁用头部按摩。

（10）对皮肤常有瘀斑的血小板减少性紫癜或过敏性紫癜患者、皮肤容易出血的血友病患者，禁用头部按摩。

（11）诊断不明的急性颈部脊椎损伤伴有脊髓症状者应禁用按摩，要考虑手术等其他治疗方法，以免延误病情。

头部按摩的注意事项

（1）对于按摩者来说，手、指甲要保持清洁，禁止戴戒指和手链，以免损伤受术者皮肤。

（2）在冬天进行按摩时应先将手弄暖，以免手太凉而引起受术者肌肉紧张、感觉不舒服。

（3）在按摩每个穴位前，都应测定针刺样的反射痛点，以便有的放矢，取得良好的治疗效果。

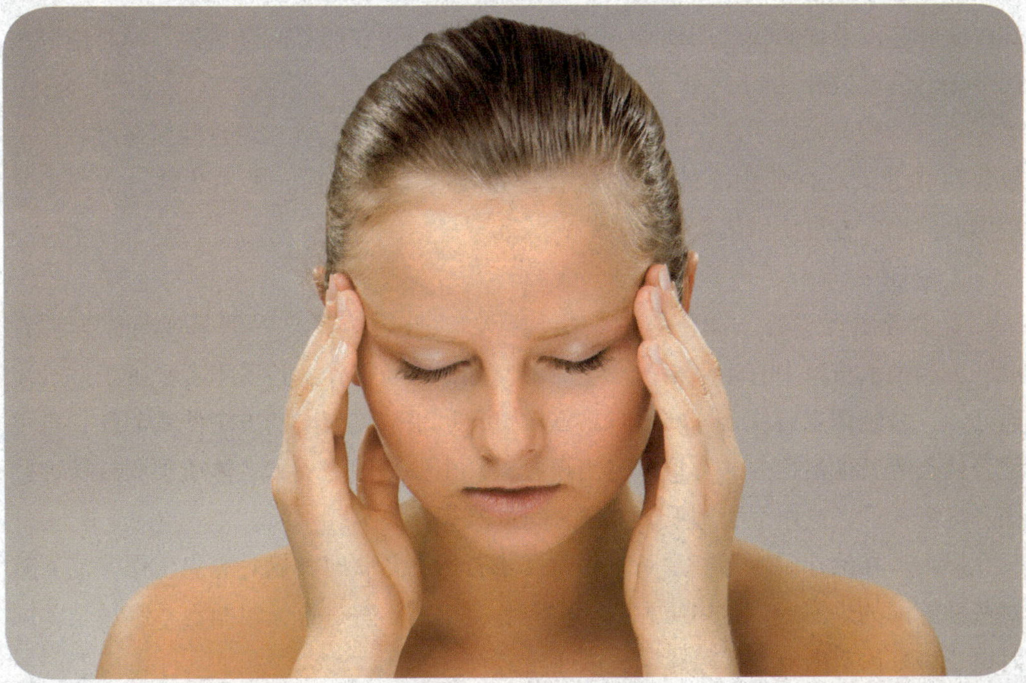

（4）在进行按摩时应避开骨骼突起部位，以免损伤骨膜。老年人的骨骼变脆、关节僵硬，儿童皮薄肉嫩，所以在给老年人、儿童按摩时，不可用力过大。

（5）对于受术者来说，体位要得当，以按摩部位舒适、放松为度。

（6）治疗过程中如有不良反应，应随时提出，以保证治疗安全、可靠。

（7）如出现发热、发冷、疲倦等全身不适症状均属正常现象，应坚持治疗。

（8）在按摩后半小时内，必须喝超过500毫升开水，但严重肾脏病患者不能超过150毫升。

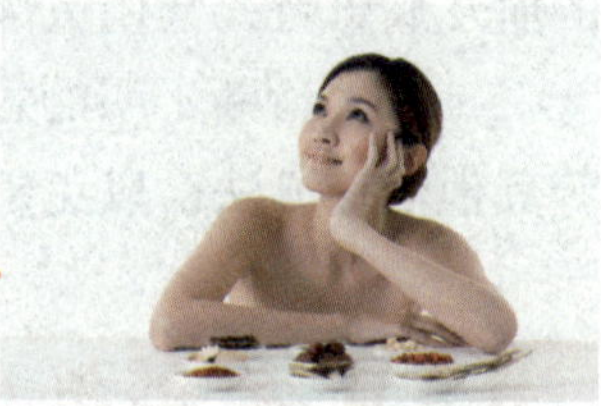

异常情况处理

1.破皮

在头部按摩中使用擦法和按揉时，由于手法使用不得当，加之面部皮肤薄嫩，容易引起皮肤破损。此时应尽快处理，在破溃处涂上红药水。不要在破溃处继续操作，防止感染。

提示：头部按摩时，术者一定要在操作前修剪好指甲，施术时注意用力要柔和，不要生硬粗暴。揉法合用前，要先将按摩介质涂于患部再施术。

2.出血

头部按摩操作时，一般无皮下出血现象。但若手法过于生硬粗暴，也可引发局部皮肤肿起以及皮肤青紫的现象。出现皮下出血，可在局部配合热敷，同时施以按揉手法，消瘀散肿。

提示：按摩时，手法不要过重、过猛，用力要由轻至重。对急性损伤患者，一般要在48小时之内使用冷敷。因损伤后毛细血管破裂出血，禁用热敷，待48小时后出血停止，方可使用热敷。

3.晕厥

受术者出现恶心、面色苍白、出虚汗、四肢发冷甚至昏倒等现象称为“昏厥”。当推拿按摩中有晕厥情况发生时，应立即停止操作，让受术者平卧于空气流通处，一般经休息后就会好转；若昏厥严重，可采取掐人中的方法使其苏醒，也可配合针灸等其他治疗方法。推拿时出现晕厥，主要是因为受术者体质虚弱或精神紧张、饥饿，或者操作手法过重、操作时间过长等。

提示：在治疗时应做好预防工作。受术者情绪紧张时，做好思想工作，消除其对按摩施术的恐慌感；对体质虚弱、空腹者，手法不宜过重，时间也不宜过长。同时也要做好诊室内卫生，保持空气流通。

第二章

经络取穴

JING LUO QU XUE

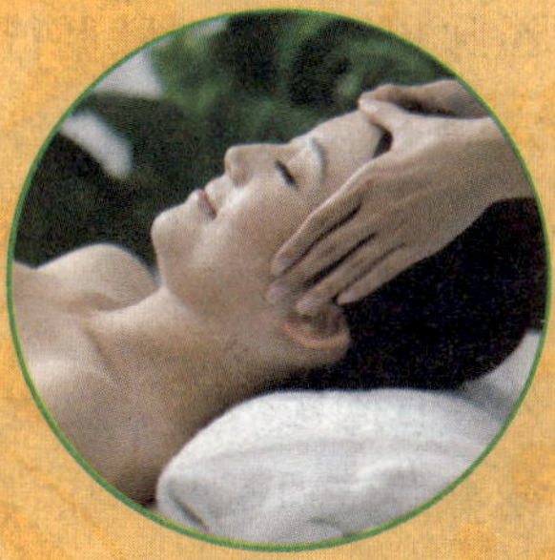

经络概说

经络是经脉和络脉的统称，是人体运行气血、联络脏腑、沟通内外、贯串上下的通路。“经”的原意是“纵丝”，有路径的意思，简单说就是经络系统中的主要路径，存在于机体内部，贯穿上下，沟通内外；“络”的原意是“网络”，简单说就是主路分出的辅路，存在于机体表面，纵横交错，遍布全身。

人体的经络系统是由十二经脉、奇经八脉、十二经筋、十二经别、十二皮部、十五络脉以及浮络、孙络等组成。

十二经脉是人体经络系统的主体，包括手太阴肺经、手厥阴心包经、手少阴心经、手阳明大肠经、手少阳三焦经、手太阳小肠经、足阳明胃经、足少阳胆经、足太阳膀胱经、足太阴脾经、足厥阴肝经、足少阴肾经。

奇经八脉包括督脉、任脉、冲脉、带脉、阴腧脉、阳跷脉、阴跷脉、阳跷脉，是人体中别道奇行的经脉。其中，因为任脉和督脉有自己所属腧穴，所以和十二经脉合称为“十四经”。

十五经络则是由经脉分出行于人体浅层的支脉，十二经脉和任、督二脉各自别出一络，加上脾之大络，总称“十五络称”。

腧穴概说

腧穴即穴位，腧与“输”通，有转输、输注的含义；“穴”即孔隙。所以说，腧穴就是人体经络气血输注于体表的部位。腧穴是艾灸施治的部位，在临床上要正确操作，分布于人体的腧穴很多，大体可分为十四经穴、经外奇穴、阿是穴。

十四经穴是指分布于十二经脉和任、督二脉循行路线上的穴位，简称“经穴”，是腧穴的主体部分。十四经穴与经脉关系密切，不仅可以反映本经经脉及其所属脏腑的病症，也可以反映本经脉所联系的其他经脉、脏腑之病症。

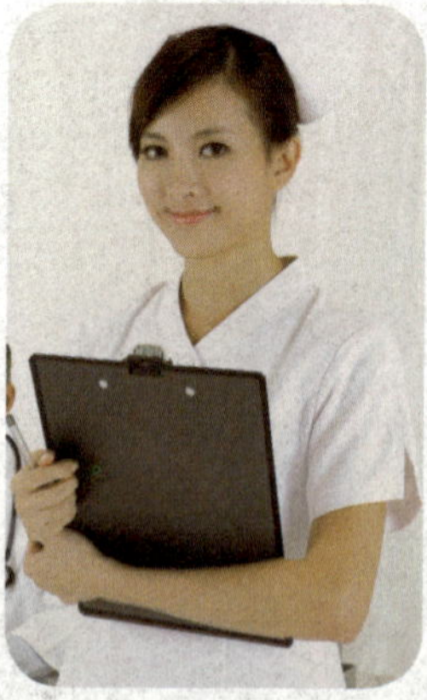

经外奇穴是在十四经穴之外具有固定名称、位置和主治作用的腧穴，简称“奇穴”。这些腧穴对某些病症具有特殊的治疗作用。

阿是穴是指没有固定位置和名称，以压痛点或其他病理反应点作为针灸治疗的穴位，又名“不定穴”“天应穴”。

正确取穴的方法

1.自然标志法

这是最常用、最方便、最准确的取穴方法，是利用人体体表解剖学标志来确定穴位位置的方法，可分为以下两种。

（1）固定标志：指利用人体各部骨节、肌肉形成的突起或凹陷，或毛发、五官、指（趾）甲、乳头、脐窝等相对固定的标志，如在两眉之间取印堂穴、肚脐正中取神阙穴，鼻子尖端取素髎穴等。

（2）活动标志：指人体各部的关节、肌肉、肌腱、皮肤随人体活动而出现空隙、凹陷、皱纹等，如曲池穴位于屈肘时肘横纹桡侧端，后溪穴位于握拳时掌横纹尺侧端等。

2.手指比量法

将以受术者手指为标准来定取穴位的方法，称为“手指同身寸取穴法”。因手指的长度和宽度与其他部位有一定比例，所以可用受术者本人的手指来测量穴位，医者或根据受术者身材做出判断，也可用自己的手指来测定穴位。

（1）中指同身寸：这是手指比量法中较常用的方法之一。中指弯屈时，中节内侧两端横纹之间距离为1寸。适用于四肢部取穴的直寸和背部取穴的横寸。

（2）拇指同身寸：拇指第一关节的横度为1寸。适用于四肢部取穴的直寸。

（3）横指同身寸：又称“一夫法”。食指、中指、无名指和小指并拢，四指宽度为3寸，又称“一夫”。适用于下肢、腹部和背部取穴的横寸。

3.骨度分寸法

这是我国古人经过长期医疗实践总结出来的非常科学的取穴方法，最早见于《灵枢·骨度》篇。骨度分寸法是以人体体表骨节标志测量全身各部的长度和宽度，并依此尺寸按比例折算作为取穴标准的方法。不论男女老少、高矮胖瘦，均可按照此标准测量。

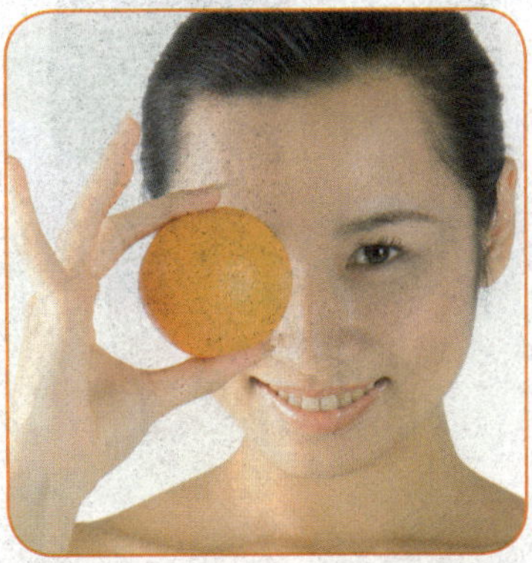

4.简便取穴法

简便取穴法是临床上的一种简便易行的方法，如中指端取“风市”；两手虎口自然交叉取“列缺”等。

在取穴时，可结合使用以上方法，互相参照，以取准穴位，获得良好效果。

找准穴位 手到病除

（一）头部经穴的位置及功能

1.督脉

（1）哑门：

定位：正坐低头，项后正中第一、二颈椎棘突之间取穴。
主治：癫痫、癔病、中风后遗症、脑震荡后遗症、慢性咽炎、聋哑、呕吐。
手法：按揉50～100次。

（2）风府：

定位：后发际正中直上1寸陷中。
主治：头痛、发热、眩晕、咽喉肿痛、中风、失音、癫狂、颈项痛等病症。
手法：按揉50～100次。

（3）脑户：

定位：风府穴直上1.5寸。
主治：颈项痛、失音、头晕、癫狂等症。
手法：按揉50～100次。

（4）强间：

定位：脑户穴直上1.5寸。
主治：目眩、头痛、癫狂、项强等病症。
手法：按揉50～100次。

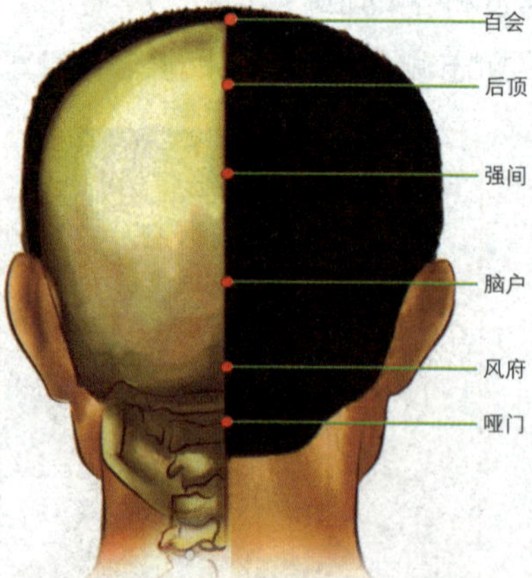

（5）后顶：

定位：强间穴直上1.5寸。
主治：眩晕、头痛、项强、癫狂等症。
手法：按揉50～100次。

（6）百会：

定位：两耳尖连线与头顶正中线交点处。
主治：头昏、头痛、中风、脑贫血、高血压症、脱肛、低血压症、内脏下垂、健忘、耳鸣、鼻炎、烦闷、食欲差等症。

手法：中指或食指置于百会穴上，由轻渐重地向前揉按36～66次。因气虚下陷引起脱肛、内脏下垂者，揉按须达66～100次。初做揉按，力量宜轻，以后逐渐加重，以免引起头顶疼痛。

（7）前顶：

定位：先取百会穴。在头顶正中连线上，百会穴向前取中、食指并拢两横指宽度处取穴。

主治：眩晕、头痛、鼻流浓臭涕、癫痫等病症。

手法：按揉50～100次，弹击30～50次。

（8）囟会：

定位：前发际正中直上2寸。

主治：眩晕、鼻塞、流涕、头痛、癫痫等病症。

手法：按揉或推按50～100次。

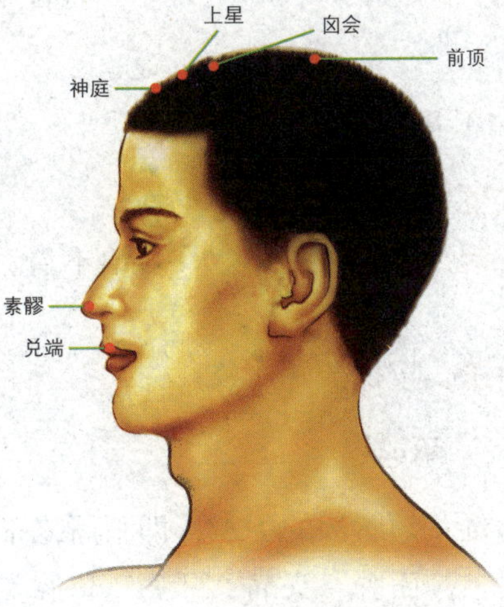

（9）上星：

定位：头部正中线上，入前发际1寸。

主治：头痛、眩晕、目赤肿痛、头晕、鼻渊、鼻衄等症。

手法：按揉或推按50～100次。

（10）神庭：

定位：头部正中线上，前发际正中直上0.5寸。

主治：头痛、眩晕、失眠、眼疾、惊悸、鼻渊等症。

手法：按揉或推按30～50次。

（11）素髎：

定位：鼻尖正中。

主治：鼻出血、鼻塞、流涕、昏迷、咳嗽、惊厥、新生儿窒息等症。

手法：用拇指指甲掐按5～10次。急救时，掐按可稍用力，次数也可多些，直至苏醒方止。

（12）人中：

定位：鼻唇沟正中偏上取穴。

主治：休克、昏迷及中暑等急救，面神经麻痹、癫痫、精神分裂症、腰痛、急性腰扭伤等。

手法：拇指或食指指尖按于穴位上，先掐后揉21～36次。多用于急救。

（13）兑端：

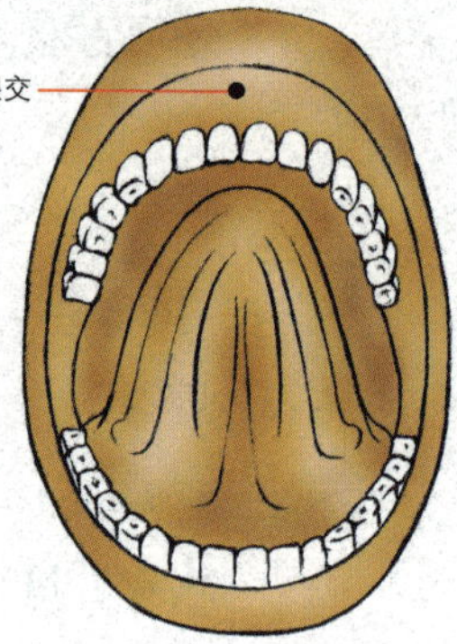

定位：上唇尖端，红唇与皮肤相接处。

主治：口歪、鼻塞、鼻出血、癫狂、齿龈肿痛等症。

手法：用拇指指甲掐按3～5次。

（14）龈交：

定位：上唇系带与齿龈连接处。

主治：鼻炎、流鼻涕、齿龈肿痛、癫狂等症。

手法：操作前先洗净双手，然后按揉10～20次，掐5～10次。

2.任脉

（1）廉泉：

定位：舌骨体上缘中点处。

主治：中风、流口水、言语不清、舌下肿痛、突然央音、吞咽困难、声音嘶哑等症。

手法：按揉30～50次。

（2）承浆：

定位：颏唇沟的中点，即下唇缘下方正中的凹陷处。

主治：面肿、头痛、牙痛、口腔炎、流口水、面神经麻痹等症。

手法：右手拇指指尖按于穴位上，向左侧方向揉按21～36次，再用左手拇指指尖向右侧方向揉按21～36次，然后两手食指、中指并拢，从承浆穴分别向同侧口角分推至地仓穴，然后再从地仓穴沿上唇抹至人中穴，反复操作16～36圈。

3.手阳明大肠经

（1）口禾髎：

定位：人中穴旁0.5寸，当鼻孔外缘直下，与人中穴相平处取穴。

主治：鼻塞、流鼻涕、鼻出血、口歪、张口不便等。

手法：按揉30～50次。

（2）迎香：

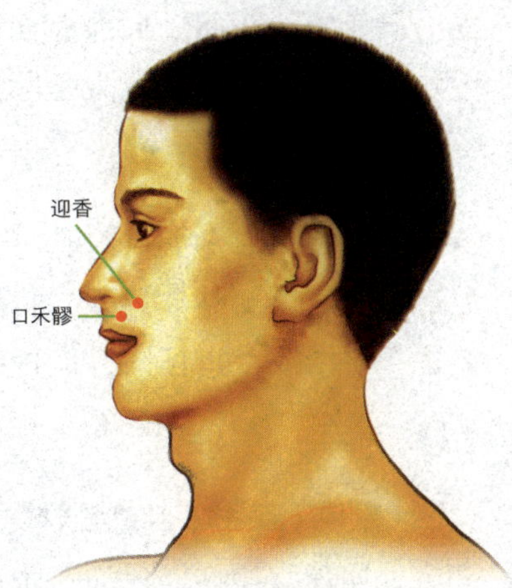

定位：鼻翼外缘中点，旁开0.5寸，当鼻唇沟中。

主治：鼻出血、鼻塞、口眼歪斜、面痒、胆绞痛等症。

手法：按揉5～100次。

4.足阳明胃经

（1）承泣：

定位：目平视，瞳孔直下，眼球与眶下缘之间。

主治：近视，远视，散光，急、慢性结膜炎，色盲，夜盲，青光眼，视神经萎缩，白内障，目赤肿痛，口眼歪斜等症。

手法：手指罗纹面各按于同侧下眼眶中点边缘，同时向内揉按36～66次。

（2）四白：

定位：目下1寸微陷处，上直对瞳孔。

主治：近视、迎风流泪、目赤肿痛、面瘫、头痛、眩晕等症。

手法：用拇指螺纹面沿眼眶下缘从内向外反复推按几次，以在眼下缘近中点处感觉有强烈的酸胀感为宜。

（3）巨髎：

定位：眼睛平视，瞳孔直下，平鼻翼下缘处。

主治：上眼皮跳、面瘫、牙痛、颊肿、鼻出血等症。

手法：用中指或拇指指端按揉30～50次。

（4）地仓：

定位：口角旁0.4寸，即口角旁开半横指，四白穴直下。

主治：声音嘶哑、失语、面瘫、流口水、牙痛等症。

手法：口闭合，牙齿微咬紧，食指罗纹面按于穴位上，向内揉按21～36次。

（5）大迎：

定位：下颌角前1.3寸凹陷中，咬肌附着部前缘，闭口鼓气时即出现一沟形凹陷，于凹陷下端取穴。

主治：牙痛、头痛、面瘫、面颊肿痛等症。
手法：用拇指螺纹面或大鱼际按揉30～50次。

（6）颊车：

定位：下颌角前上方1横指，用力咬牙时咬肌隆起处。
主治：牙痛、面肿、口歪、言语不清、面瘫、颊肿等症。
手法：中指或食指按穴，向内揉按21～36次。

（7）下关：

定位：颧弓下缘，下颌骨髁状突之前方，切际之间凹陷中。合口有孔，张口即闭。
主治：耳聋、耳鸣、牙痛、张口不利、口眼歪斜等。
手法：用拇指或中指指端按揉或点揉30～50次。

（8）头维：

定位：耳前鬓角前缘垂直向上与前发际交点上半横指处，即为该穴。
主治：头痛、目眩、口痛、流泪等。
手法：按揉30～50次。

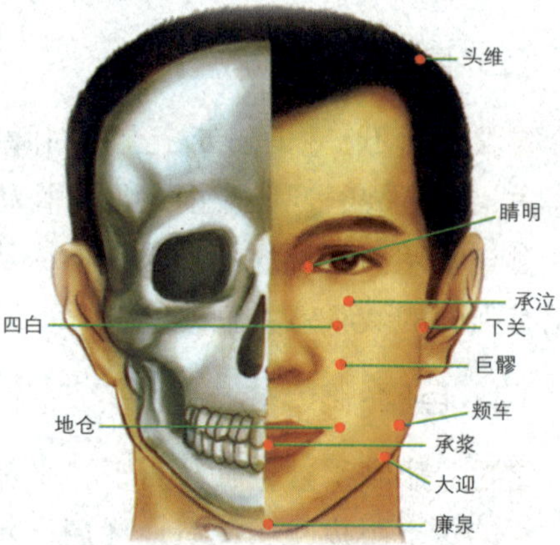

5.手太阳小肠经

（1）颧髎：

定位：目外眦直下，颧骨下缘凹陷中。
主治：口眼歪斜、牙痛、颊肿等。
手法：按揉30～50次。

（2）听宫：

定位：耳屏前，下颌骨髁状突的后缘，张口呈凹陷处。
主治：耳鸣、耳聋、牙痛、癫狂等。
手法：分别用两手中指按于同侧耳前听宫穴，同时由轻渐重地向前方揉按36～66次。

6.足太阳膀胱经

（1）睛明：

定位：仰卧，闭目，眼内眦上方0.1寸处取穴。
主治：近视，远视，目眩，夜盲，色盲，视神经萎缩，急、慢性结膜炎，流泪，目赤肿痛等症。

手法：用拇指指端在眼眶内上方按压10～30次。

（2）攒竹：

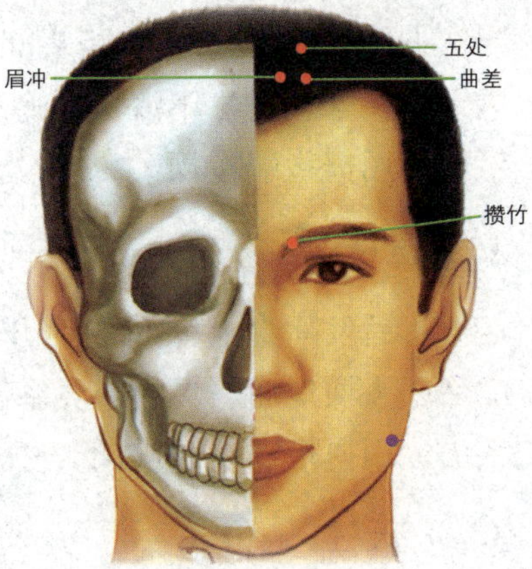

定位：眉毛内侧端。

主治：头痛、近视、流泪、急性结膜炎、目眩、眉棱骨痛、眼睑下垂等症。

手法：两食指或中指罗纹面按于穴位上，向内揉按36～66次。

（3）眉冲：

定位：攒竹穴直上，入发际0.5寸处。

主治：眩晕、头痛、鼻塞、癫痫等症。

手法：用拇指指端按揉50～100次，或用中指指端叩击30～50次。

（4）曲差：

定位：神庭穴旁边1.5寸，当神庭穴与头维穴连线的内1/3与外2/3交界处。

主治：鼻塞、鼻出血、头痛、视物不清等症。

手法：用拇指指端按揉50～100次，或者用中指指端叩击30～50次。

（5）五处：

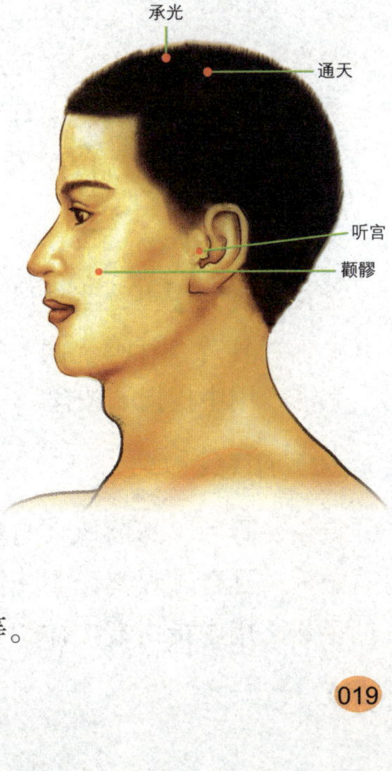

定位：曲差穴上0.5寸，距头部正中线1.5寸。

主治：目眩、头痛、癫痫等症。

手法：用拇指指端按揉50～100次，或者用中指指端叩击30～50次。

（6）承光：

定位：五处穴后1.5寸，距头部正中线1.5寸。

主治：鼻塞、目眩、头痛等症。

手法：用拇指指端按揉50～100次，或用中指指端叩击30～50次。

（7）通天：

定位：承光穴后1.5寸，距头部正中线1.5寸。

主治：头痛、眩晕、鼻塞、鼻出血、鼻流稠涕等。

手法：用拇指指端按揉50～100次，或用中指指端叩击30～50次。

（8）络却：

定位：通天穴后1.5寸，距头部正中线1.5寸。
主治：头晕、视物不清、耳鸣、癫狂等。
手法：用拇指端按揉50～100次，或用中指指端叩击30～50次。

（9）玉枕：

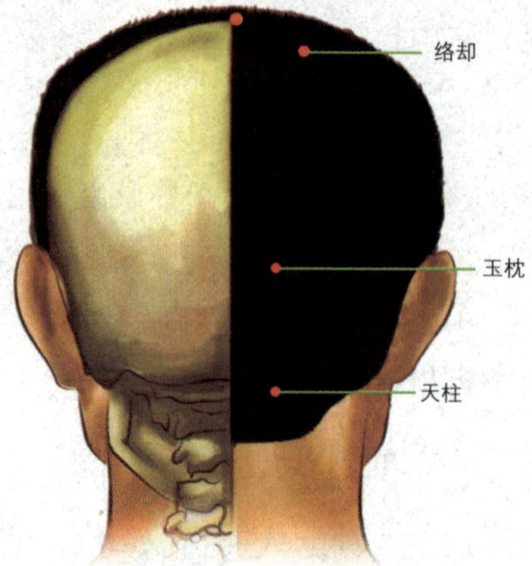

定位：后发际直上2.5寸，旁开1.3寸。
主治：头项疼痛、目痛、鼻塞等。
手法：用拇指螺纹面按揉30～50次。

（10）天柱：

定位：后发际正中直上0.5寸，旁开1.3寸，当斜方肌外缘凹陷中。

主治：后头痛、颈项转侧不利、项肌强痛、咽喉痛、鼻塞、咽肿、目疾、神经衰弱等。经常揉按能增强记忆。

手法：两手中指各按于同侧穴位，向内揉按36～66次。

7.手少阳三焦经

（1）翳风：

定位：乳突前下方，平耳垂后下缘凹陷中。
主治：耳聋、耳鸣、中耳炎、面部神经麻痹、颞颌关节炎、齿痛、颊肿等症。
手法：用中指指端按揉30～50次。

（2）瘈脉：

定位：乳突中央，当翳风穴与角孙穴沿耳轮连线下1／3与上2／3交界处。
主治：耳聋、耳鸣、偏头痛、小儿惊风等症。
手法：用中指指端按揉30～50次，用拇指指甲掐按5～10次或弹击10～30次。

（3）颅息：

定位：耳后，当翳风穴与角孙穴耳轮连线的上1／3与下2／3交界处。
主治：耳聋、耳鸣、小儿惊风、偏头痛。
手法：用中指指端按揉30～50次，用拇指指甲掐5～10次或弹击10～30次。

（4）角孙：

定位：当耳尖处的发际。

主治：牙痛、视物模糊、颊肿、颈项强痛等症。

手法：用拇指或中指指端按揉30～50次或用拇指桡侧向后直推30～50次。

（5）耳门：

定位：耳屏上切际前，下颌骨髁状突后缘凹陷中。

主治：耳鸣、耳聋、牙痛、面瘫、三叉神经痛等。

手法：用拇指或中指指端按揉50～100次。

（6）耳和髎：

定位：鬓后发缘，平耳郭根前，当颞浅动脉后缘。

主治：头痛、耳鸣、牙关紧闭、口歪、鼻塞、牙痛等。

手法：用拇指指端按揉50～100次。

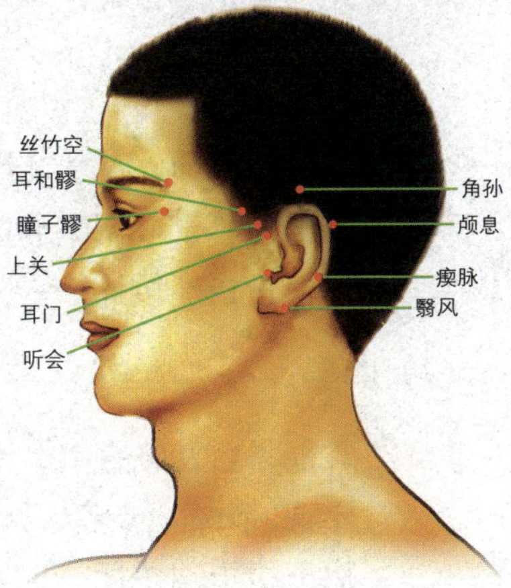

（7）丝竹空：

定位：眉梢骨的凹陷中。

主治：头痛、目赤肿痛、近视、斜视、青光眼、齿痛、癫狂等。

手法：用拇指或中指指端按揉50～100次。

8.足少阳胆经

（1）瞳子髎：

定位：目外眦旁0.5寸，眶骨外缘凹陷中。

主治：头痛、目赤肿痛、迎风流泪、视线模糊、青光眼、近视、白内障等。

手法：用拇指或中指指端按揉50～100次。

（2）听会：

定位：耳屏间切际前，下颌骨髁状突的后缘，张口有孔。

主治：耳鸣、耳聋、牙痛、口渴、面痛、烦躁等。

手法：张口位，用拇指或中指指端按揉50～100次。

（3）上关：

定位：下关穴直上，当颧弓上缘。

主治：耳聋、耳鸣、偏头痛、牙痛、三叉神经痛、口歪眼斜、面瘫等症。

手法：用拇指或中指指端按揉50～100次。

（4）颔厌：

定位：头维穴至曲鬓穴弧形线的上1/4与下3/4交界处。

主治：牙痛、目眩、偏头痛、耳鸣、癫痫等症。

手法：用拇指指端按揉30～60次。

（5）悬颅：

定位：头维穴至曲鬓穴弧形线的中点。

主治：牙痛、偏头痛、头昏、目赤肿痛等症。

手法：用拇指指端按揉30～60次。

（6）悬厘：

定位：头维穴至曲鬓穴弧形线的下1/4与上3/4交界处。

主治：耳鸣、眩晕、偏头痛、目赤肿痛等症。

手法：用拇指指端按揉30～60次。

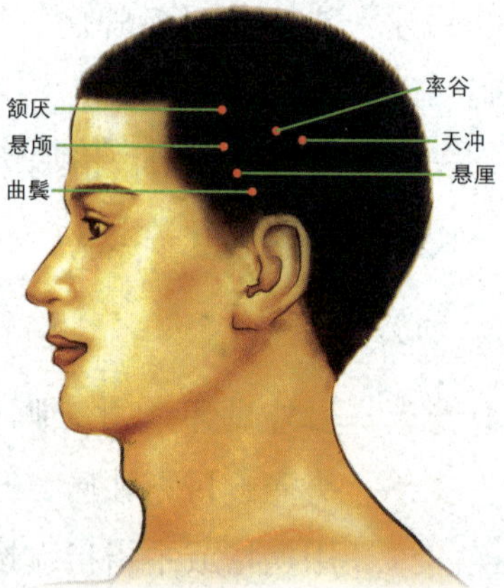

（7）曲鬓：

定位：耳前鬓后发缘直上，平角孙穴处。

主治：牙痛、头痛、暴音、牙关紧闭等症。

手法：用拇指指端按揉30～50次。

（8）率谷：

定位：耳尖直上，入发际1.5寸。

主治：烦躁、失眠、眩晕、高血压、偏头痛、小儿惊风、急性腰扭伤等症。

手法：用拇指指端或桡侧缘前后推擦30～50次。

（9）天冲：

定位：耳根后缘直上，入发际2寸。

主治：头痛、癫痫、牙龈肿痛等。

手法：用拇指指端按揉30～50次。

（10）浮白：

定位：耳根上缘向后入发际横量1寸。
主治：头痛、耳鸣、耳聋、目痛、甲状腺肿大等。
手法：用拇指指端按揉30～50次。

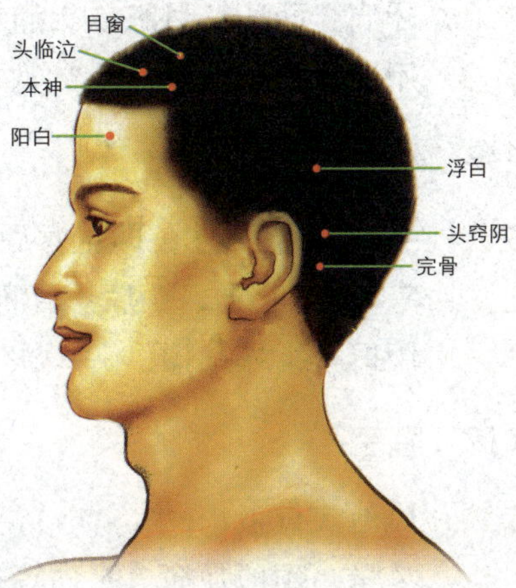

（11）头窍阴：

定位：浮白穴直下，乳突根部。
主治：耳聋、耳鸣、头痛等症。
手法：用拇指指端按揉30～50次。

（12）完骨：

定位：乳突后下方凹陷中。
主治：头痛、颈项强痛、牙痛、口歪、癫痫、疟疾等。
手法：用拇指指端或螺纹面按揉30～50次。

（13）本神：

定位：在额角入发际0.5寸处。
主治：目眩、头痛、偏瘫、颈项强痛、癫痫等症。
手法：双手中指分别在同侧穴位上按揉30～60次。

（14）阳白：

定位：眼睛平视，瞳孔直上，眉上1寸。
主治：眼睛痛、上眼皮跳、头痛、视物模糊等症。
手法：用拇指螺纹面或中指指端按揉50～100次。

（15）头临泣：

定位：阳白穴直上，入发际0.5寸。
主治：鼻塞、目眩、头痛、流泪、小儿惊风、癫痫等症。
手法：用拇指指端按揉30～50次。

（16）目窗：

定位：头临泣穴后1寸。

主治：鼻塞、头痛、青光眼、面浮肿、目赤肿痛、癫痫等症。
手法：用拇指指端按揉30～50次。

（17）正营：

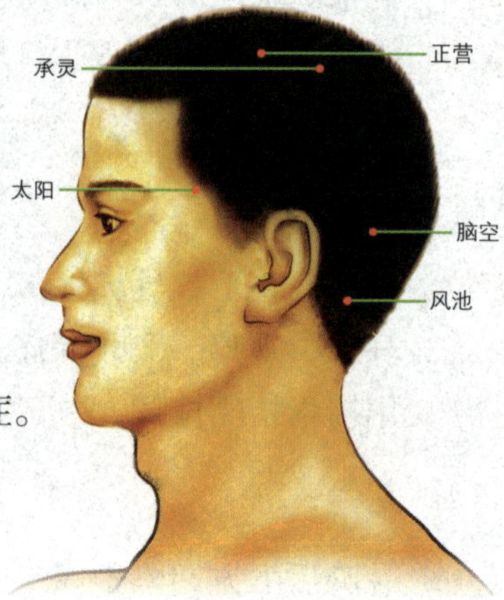

定位：头临泣后2寸。
主治：牙痛、面瘫、目眩、头痛等症。
手法：用拇指指端按揉30～50次。

（18）承灵：

定位：头临泣后3.5寸，即正营后1.5寸。
主治：鼻塞、鼻出血、头痛、目痛、眩晕等症。
手法：用拇指指端按揉30～50次。

（19）脑空：

定位：风池穴直上1.5寸。
主治：眩晕、颈项强痛、头痛等症。
手法：用拇指指端按揉30～50次。

（20）风池：

定位：俯头，枕骨下项肌外侧凹陷中。
主治：头项强痛、流行性感冒、脑部疾患、目疾、鼻疾、耳鸣、头痛、眩晕、失眠、中风不语、腰背痛等。
手法：两手拇指分别按于同侧风池穴，其余手指附于头部后侧，由轻而重地向外按揉36～66次，或用两手中指分别按揉同侧穴位。

（二）头部奇穴的位置及功能

（1）四神聪：

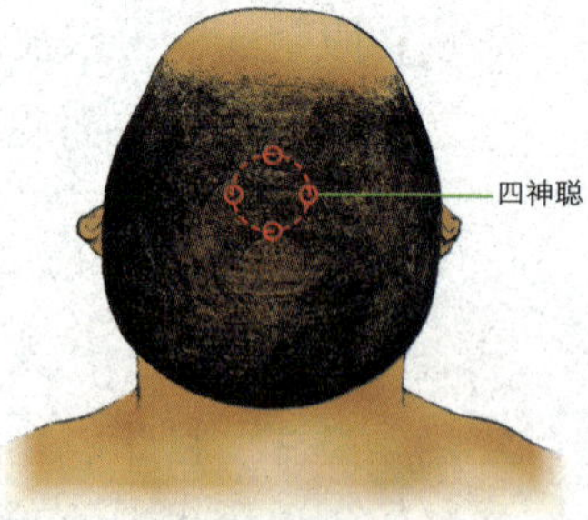

定位：正坐位，以两耳尖连线中点为圆心，以1横指为半径做一圆，该圆周与两耳尖连线和前后发际正中线的4个交点取穴，共有4个四神聪穴。
主治：头痛、眩晕、失眠、健忘、脑瘫等症。
手法：用拇指或中指指端按揉30～50次。

（2）太阳：

定位：在眉梢与外眼角连线中点外开1寸的凹陷中。

主治：眼疾、眩晕、头痛、失眠、神经衰弱等症。

手法：用拇指指端或大鱼际按揉30～50次。

（3）印堂：

定位：两眉头连线的中点。

主治：头痛、眩晕、鼻出血、鼻渊、小儿惊风、失眠、烦躁、眼病等。

手法：用拇指或中指指端按揉50～100次。

（4）鼻通：

定位：鼻唇沟上端尽处。

主治：鼻炎、鼻出血、流鼻涕、鼻塞不通等症。

手法：用拇指指端按揉30～60次。

（5）鱼腰：

定位：眉毛正中。

主治：急性结膜炎、眼肌麻痹、面神经麻痹、眶上神经痛、近视等。

手法：双手拇指附于下关穴，中指按于鱼腰穴，反复揉按26～36次。

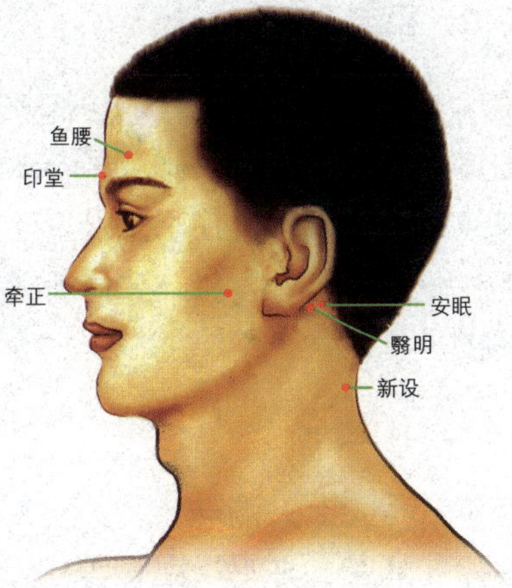

（6）安眠：

定位：翳风穴与风池穴连线之中点。

主治：失眠、头痛、眩晕、心悸、癔病、精神病等。

手法：双手中指同时揉按同侧安眠穴36～66次。

（7）牵正：

定位：耳垂前1寸凹陷处。

主治：口舌生疮、腮腺炎、口歪、牙痛、面部神经麻痹等症。

手法：用拇指或中指指端按揉50～100次。

（8）新设：

定位：后发际下1寸，斜方肌外缘处取穴。

主治：颈痛、落枕。

手法：用拇指指端掐5～10次，或按揉50～100次。

（9）翳明：

定位：耳后，乳突下凹陷中。

主治：失眠、耳鸣、耳聋、眼睛疾病等。

手法：两手食指或中指分别按于同侧穴位，向后揉按21～36次。

（10）夹承浆：

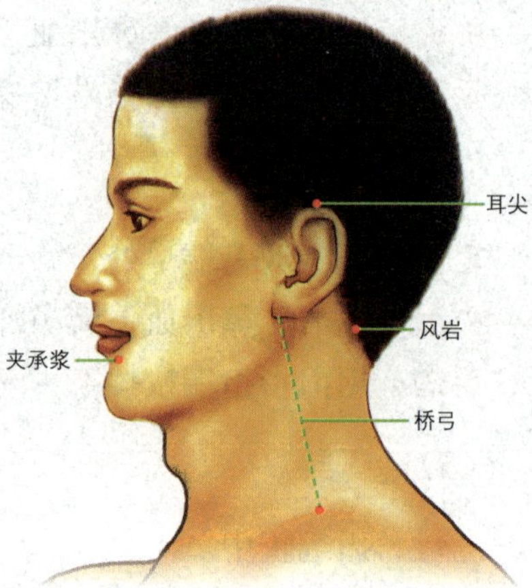

定位：承浆穴(任脉)旁开1寸。

主治：齿龈肿痛、口歪、流口水等。

手法：用拇指指端按揉30～50次，拇指指甲掐按5～10次。

（11）桥弓：

定位：耳后翳风至锁骨上窝成一直线。

主治：头晕、头痛、高血压等症。

手法：用拇指螺纹面从上向下直推10～20遍。推桥弓只能单侧交替进行，不可两侧同时进行。

（12）百劳：

定位：后发际下1寸，后正中线旁开1寸处。

主治：枕神经痛、咳嗽、颈椎病、斜方肌劳损、小儿肌性斜颈、头痛、面瘫、三叉神经痛、中风后遗症、上肢麻木、腰腿痛等。

手法：用拇指、食指、中指螺纹面相对用力拿捏10～20次，或用拇指指端或螺纹面按揉10～30次。

（13）耳尖：

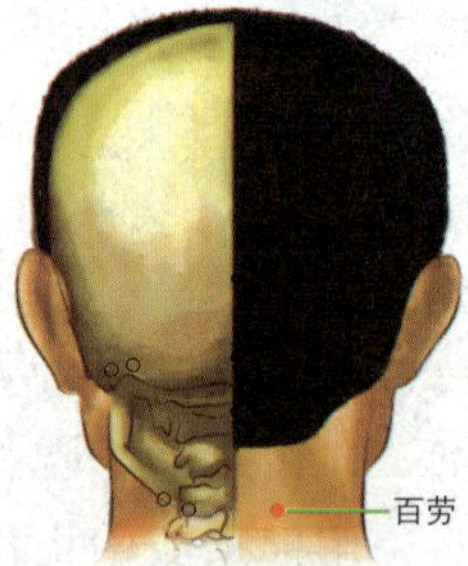

定位：耳壳上尖端。

主治：耳聋，耳鸣，眼疾等症。

手法：用拇指指端按揉30～50次。

（14）风岩：

定位：胸锁乳突肌后缘，耳垂与后发际正中点连线中点前0.5厘米处。

主治：小儿惊风、癫痫、精神病、失眠、头痛、眩晕、神经衰弱、高血压、颈椎病、落枕、三叉神经痛、面瘫等。

手法：用拇指指端按揉30～50次。

（15）泽田：

定位：后发际上2寸，直对项部肌肉隆起的外缘凹陷处，风池穴上约1寸。
主治：头痛、腰腿痛、下肢瘫痪、口眼歪斜、枕神经痛、上肢疼痛、颈椎病等。
手法：用拇指指端按揉30～50次。

（16）耳环：

定位：耳垂的正中央。
主治：呕吐、醉酒等症。
手法：用拇指和食指夹持耳垂相对用力掐按10～30次。

（17）插花：

定位：头维穴后1寸。
主治：鼻炎、鼻塞、偏头痛、痤疮、功能性子宫出血、盆腔炎、带下等症。
手法：用拇指指端按揉30～50次。

（三）面部反射区的位置及功能

面部反射区按摩保健法，是指在面部反射区或经络腧穴等部位上，利用手法按摩或借助工具对这些部位加以刺激，以达到预防和治疗疾病的方法。主要是在古代医学“面部脏腑与肢节定位关系”学说的基础上确定，同时结合了中医学的脏腑经络理论与现代医学解剖定位理论，体现了面部反射区与人体脏腑肢节的对应关系，通过对这些反射区进行按摩等刺激，起到调整人体阴阳平衡的治疗、保健作用。

（1）首面穴：

定位：位于额正中点。
主治：鼻炎、牙痛、眼病、健忘、神经衰弱、失眠、头痛、头晕、面瘫等症。
手法：用拇指或食指罗纹面按揉30～50次。

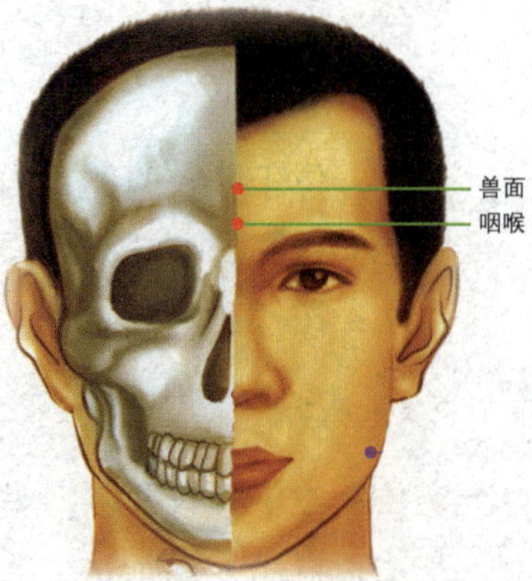

（2）咽喉穴：

定位：位于首面穴与肺穴的连线中点。
主治：声音嘶哑、咽炎、咽喉肿痛、扁桃体炎等症。
手法：用拇指指端按揉30～50次。

（3）肺穴：

定位：位于两眉内端的连线中点。
主治：便秘、感冒、咳嗽、支气管炎等症。
手法：用拇指指端按揉30～50次。

（4）心穴：

定位：位于鼻梁骨最低处，两眼目内眦的连线中点。
主治：失眠、健忘、烦躁、心悸等症。
手法：按揉30～50次。

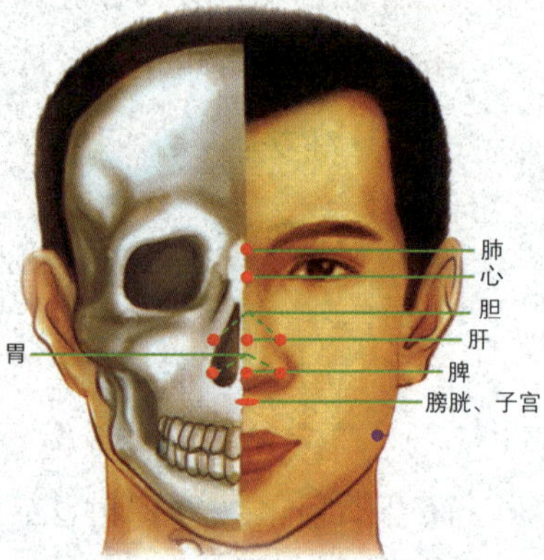

（5）肝穴：

定位：位于心穴下鼻骨下缘接鼻软骨处。
主治：头昏、烦躁、焦虑、高血压等症。
手法：按揉30～50次。

（6）脾穴（素髎）：

定位：位于鼻尖端处。
主治：消化不良、腹痛、腹胀、精神不振、体虚等症。
手法：用拇指罗纹面按揉50～100次。

（7）膀胱、子宫穴：

定位：位于人中沟中点。
主治：月经不调、痛经、阳痿、早泄、遗精等症。
手法：按揉30～50次。

（8）胆穴：

定位：位于肝穴两侧，内眼角直下，鼻梁骨下缘处。
主治：恶心、呕吐、烦躁等。
手法：按揉30～60次。

（9）胃穴：

定位：位于脾穴两侧，鼻翼中央。
主治：胃痛、胃胀、泛酸、消化不良等。
手法：用拇指指端按揉30～60次。

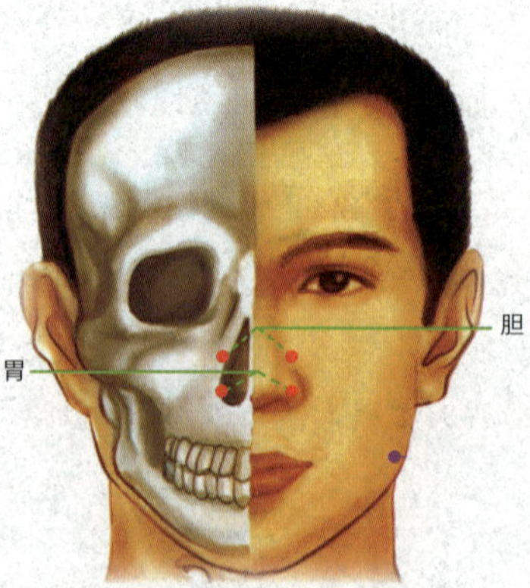

（10）膺乳：

定位：位于心穴与内眼角之中点。
主治：乳少、胸闷等。
手法：用拇指罗纹面按揉30～50次。

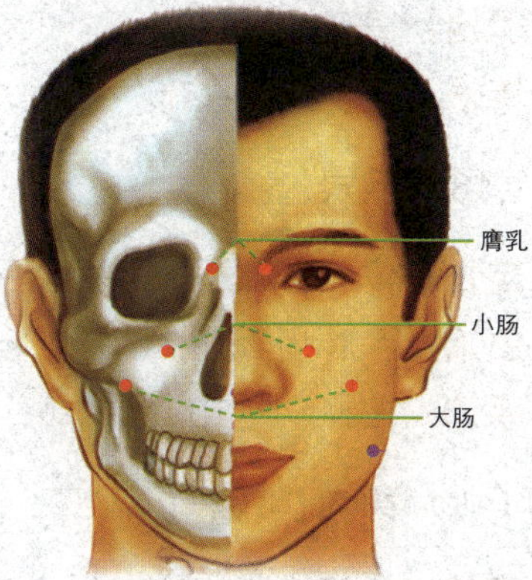

（11）小肠穴：

定位：位于胆穴、胃穴连线中点的外侧。
主治：泄泻、便秘等症。
手法：按揉30～50次。

（12）大肠穴：

定位：位于目外眦直下方，颧骨下缘处。
主治：便秘、腹痛、腹泻等症。
手法：按揉30～50次。

（13）肩穴：

定位：位于目外眦直下方，胆穴外侧。
主治：肩臂疼痛、伸屈不利等症。
手法：用拇指罗纹面按摩30～50次。

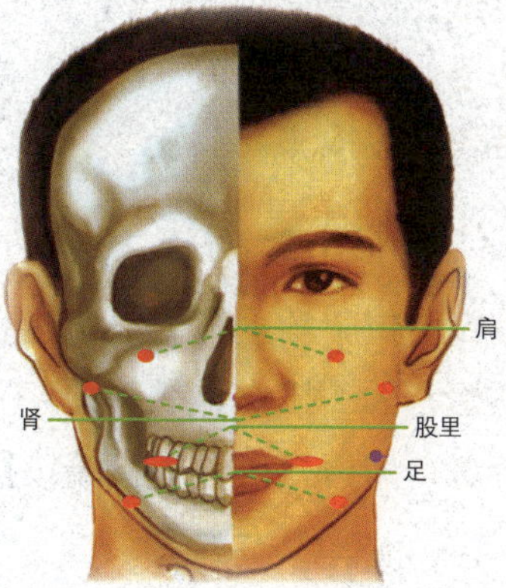

（14）股里穴：

定位：近地仓穴，上下唇吻合处。
主治：股内侧痛等症。
手法：用拇指按揉30～50次。

（15）足穴：

定位：位于胫穴前方，目外眦直下，下颌骨上缘处。
主治：足部肿痛等症。
手法：按揉30～50次。

（16）肾穴：

定位：位于鼻翼水平线与太阳穴直下垂线相交处。
主治：月经不调、尿痛、尿少、腰痛等症。
手法：用拇指或食指罗纹面按揉50～100次。

（17）臂穴：

定位：位于肩穴后方与下关穴直上交叉点。
主治：肩臂肿痛等症。
手法：按揉或点按30～60次。

（18）手穴：

定位：位于臂穴下方，颧骨弓下缘处。
主治：手肿痛等症。
手法：按揉50～100次。

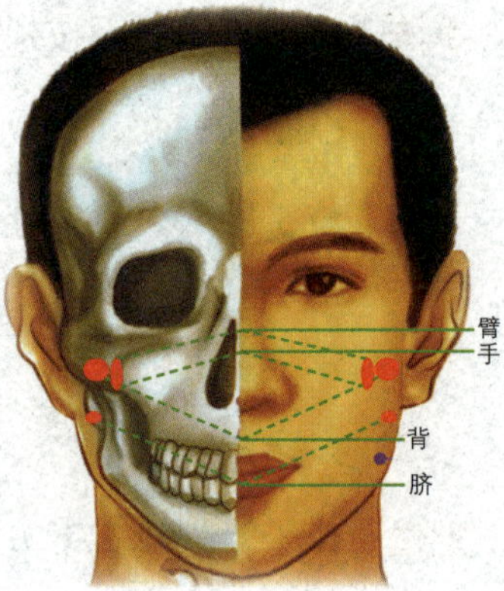

（19）背穴（听宫）：

定位：位于颊部中央外后方1寸处。
主治：腰背疼痛等症。
手法：按揉30～50次。

（20）脐穴：

定位：位于肾穴下0.3寸。
主治：腹胀、腹泻、腹痛、便秘等症。
手法：按揉30～50次。

（21）膝穴：

定位：位于耳垂与下颌角连线中上1/3交界处。
主治：大腿扭伤等症。
手法：用拇指或食指指端按揉30～50次。

（22）股穴：

定位：位于耳垂与下颌角连线中下1/3交界处。
主治：膝肿痛等症。
手法：用拇指按揉30～50次。

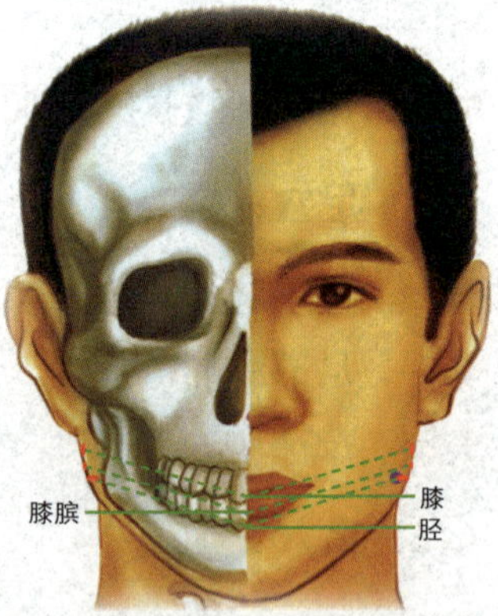

（23）膝膑：

定位：位于下颌角上方凹陷处。
主治：膝关节损伤等症。
手法：按揉30～50次。

（24）胫穴：

定位：位于下颌角前方，下颌骨上缘。

主治：踝关节扭伤、腓肠肌痉挛等症。

手法：用拇指或食指指端按揉30～50次。

（四）头部反射区位置及功能

头部反射区按摩法是指在头部，主要是头发覆盖的反射区、头针穴线及头部腧穴等部位上，利用手法按摩或借助按摩工具对这些部位加以刺激，以达到预防和治疗疾病的方法。

（1）运动区：

定位：运动区上点在前后正中线中点后0.5厘米处，下点在眉枕线和鬓角发际前缘相交处。如果鬓角不明显，可以从颧弓中点向上引垂直线，此线与眉枕线交叉处向前移0.5厘米即为运动区下点。上下两点连线即为运动区。运动区又可分为上、中、下三部。①上部：是运动区的上1／5，为下肢、躯干运动区；②中部：是运动区的中2／5，为上肢运动区；③下部：是运动区的下2／5，为面运动区，亦称“语言一区”。

主治：

①上部：对侧下肢、躯干瘫痪；②中部：对侧上肢瘫痪；③下部：对侧中枢性面神经瘫痪、运动性失语(部分或完全丧失语言能力，但基本保留语言能力)、流涎、发音障碍。

手法：沿本线，以手法推揉点按。从前向后为补，从后向前为泻；离心方向操作为泻，向心方向操作为补；呼气操作时为泻，吸气操作时为补。

（2）感觉区：

定位：从运动区向后移1.5厘米的平行线即是本区，感觉区可分为上、中、下三部分。①上部：是感觉区的上1／5，为下肢、头、躯干感觉区；②中部：是感觉区的中2／5，为上肢感觉区；③下部：是感觉区的下2／5，为面感觉区。

主治：

①上部：对侧腰腿痛、麻木、感觉异常、后头痛、颈项部疼痛、头晕、耳鸣；②中部：对侧上肢疼痛、麻木、感觉异常；③下部：对侧面部麻木、偏头痛、颞颌关节炎等。

手法：沿本线，以手法推揉点按。从前向后为补，从后向前为泻；离心方向操作为泻，向心方向操作为补；呼气操作时为泻，吸气操作时为补。

（3）舞蹈震颤控制区：

定位：在运动区向前移1.5厘米的平行线。

主治：舞蹈病、震颤麻痹、震颤麻痹综合征。

手法：沿本线，以手法推揉点按。从前向后为补，从后向前为泻；离心方向操作为泻，向心方向操作为补；呼气操作时为泻，吸气操作时为补。

（4）血管舒缩区：

定位：在运动区向前移3厘米的平行线。

主治：低血压、原发性高血压、老年性痴呆、动脉硬化、皮质性浮肿等症。

手法：沿本线，以手法推揉点按。从前向后为补，从后向前为泻；离心方向操作为泻，向心方向操作为补；呼气操作时为泻，吸气操作时为补。

（5）晕听区：

定位：耳尖直上1.5寸处，向前及向后各引2厘米的水平线。

主治：耳鸣、眩晕、听力下降等症。

手法：沿本线，以手法推揉点按。从前向后为补，从后向前为泻；离心方向操作为泻，向心方向操作为补；呼气操作时为泻，吸气操作时为补。

（6）语言三区：

定位：晕听区中点向后引4厘米长的水平线。

主治：感觉性失语，即患者理解言语能力障碍，常常答非所问。

手法：沿本线，以手法推揉点按。从前向后为补，从后向前为泻；离心方向操作为泻，向心方向操作为补；呼气操作时为泻，吸气操作时为补。

（7）语言二区：

定位：从顶骨结节后下方2厘米处引一平行于前后正中线的直线，向下取3厘米长直线。

主治：命名性失语，又称“健忘性失语”。

手法：沿本线，以手法推揉点按。从前向后为补，从后向前为泻；离心方向操作为泻，向心方向操作为补；呼气操作时为泻，吸气操作时为补。

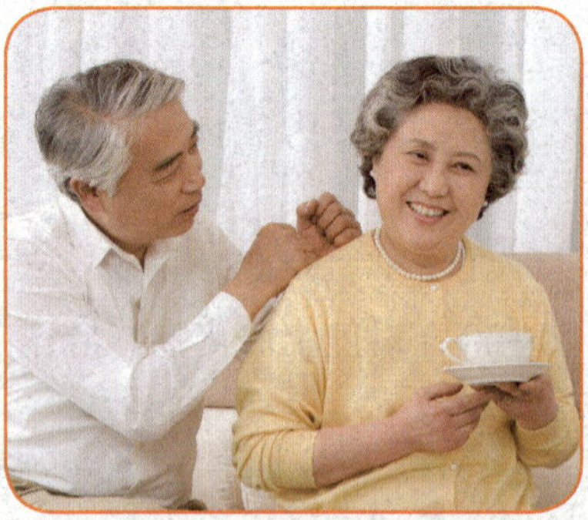

（8）运用区：

定位：从顶骨结节起向乳突中部引一线和与该线呈40° 夹角的前后两线，三条线长度均为3厘米。

主治：对侧失用症(又称“运用不能症”，患者肌力、肌张力及基本运动正常，但存在技巧能力障碍，例如不能解扣、拾硬币等)。

手法：沿本线，以手法推揉点按。从前向后为补，从后向前为泻；离心方向操作为泻，向心方向操作为补；呼气操作时为泻，吸气操作时为补。

（9）足运感区：

定位：在前后正中线的中点旁左右各开1厘米，向后引3厘米长，平行于正中线。

主治：急性腰扭伤，对侧下肢瘫痪、麻木、疼痛，皮质性多尿，夜尿，子宫下垂等症。

手法：沿本线，以手法推揉点按。从前向后为补，从后向前为泻；离心方向操作为泻，向心方向操作为补；呼气操作时为泻，吸气操作时为补。

（10）视区：

定位：在前后正中线的后点旁开1厘米处的枕外粗隆水平线上，向上引平行于前后正中线的4厘米长直线。

主治：皮层性视力障碍。

手法：沿本线，以手法推揉点按。从前向后为补，从后向前为泻；离心方向操作为泻，向心方向操作为补；呼气操作时为泻，吸气操作时为补。

（11）平衡区：

定位：在前后正中线的后点旁开3.5厘米处的枕外粗隆水平线上，向下引平行于前后正中线的4厘米长直线。

主治：小脑疾病引起的共济失调、平衡障碍、头晕、脑干功能障碍引起的肢体麻木、瘫痪。

手法：沿本线，以手法推揉点按。从前向后为补，从后向前为泻；离心方向操作为泻，向心方向操作为补；呼气操作时为泻，吸气操作时为补。

（12）胃区：

定位：瞳孔直上发际处为起点，向上引平行于前后正中线2厘米长直线。

主治：胃炎、胃溃疡等引起的胃痛、上腹部不适等症。

手法：沿本线，以手法推揉点按。从前向后为补，从后向前为泻；离心方向操作作为泻，向心方向操作为补；呼气操作时为泻，吸气操作时为补。

（13）胸腔区：

定位：在胃区与前后正中线之间，发际上下各引2厘米长直线。

主治：支气管哮喘、胸部不适等。

手法：沿本线，以手法推揉点按。从前向后为补，从后向前为泻；离心方向操作为泻，向心方向操作为补；呼气操作时为泻，吸气操作时为补。

（14）生殖区：

定位：从额角处向上引平行于前后正中线的2厘米长直线。

主治：功能性子宫出血、盆腔炎、子宫脱垂等。

手法：沿本线，以手法推揉点按。从前向后为补，从后向前为泻；离心方向操作为泻，向心方向操作为补；呼气操作时为泻，吸气操作时为补。

（15）肝胆区：

定位：从胃区下端开始，往下引2厘米平行于前后正中线的直线。

主治：肝胆病引起的右上腹部疼痛等。

手法：沿本线，以手法推揉点按。从前向后为补，从后向前为泻；离心方向操作为泻，向心方向操作为补；呼气操作时为泻，吸气操作时为补。

（16）肠区：

定位：从生殖区下端开始，向下引2厘米且平行于前后正中线的直线。

主治：下腹部疼痛等症。

手法：沿本线，以手法推揉点按。从前向后为补，从后向前为泻；离心方向操作为泻，向心方向操作为补；呼气操作时为泻，吸气操作时为补。

（17）安神区：

定位：眉间(印堂)向上引2厘米长的直线。

主治：焦虑、烦躁、失眠、神经衰弱等症。

手法：沿本线，以手法推揉点按。从前向后为补，从后向前为泻；离心方向操作为泻，向心方向操作为补；呼气操作时为泻，吸气操作时为补。

（18）鼻咽口舌区：

定位：位于前后正中线上，前发际上下各引2厘米长的直线。

主治：鼻炎、咽炎、感冒、气管炎等症。

手法：沿本线，以手法推揉点按。从前向后为补，从后向前为泻；离心方向操作为泻，向心方向操作为补；呼气操作时为泻，吸气操作时为补。

（19）次鼻咽口舌区：

定位：在鼻咽口舌区下2厘米。

主治：眩晕伴有恶心、呕吐、纳呆（除器质性病变）。

手法：沿本线，以手法推揉点按。从前后为补，从后向前为泻；离心方向操作为泻，向心方向操作为补；呼气操作时为泻，吸气操作时为补。

（20）精神情感区：

定位：在血管舒缩区与胸腔区之间，平行正中线，左右旁开2厘米。

主治：精神情感障碍等。

手法：沿本线，以手法推揉点按。从前向后为补，从后向前为泻；离心方向操作为泻，向心方向操作为补；呼气操作时为泻，吸气操作时为补。

（21）制癫区：

定位：胸腔区向上引4厘米长的直线(即精神情感区)。

主治：精神障碍、癫痫小发作。

手法：沿本线，以手法推揉点按。从前向后为补，从后向前为泻；离心方向操作为泻，向心方向操作为补；呼气操作时为泻，吸气操作时为补。

（22）腰区：

定位：枕骨粗隆上4厘米，视区旁开1.5厘米。

主治：腰痛、急性腰扭伤、慢性腰肌劳损、腰椎间盘突出症等。

手法：沿本线，以手法推揉点按。从前向后为补，从后向前为泻；离心方向操作为泻，向心方向操作为补；呼气操作时为泻，吸气操作时为补。

（23）制狂区：

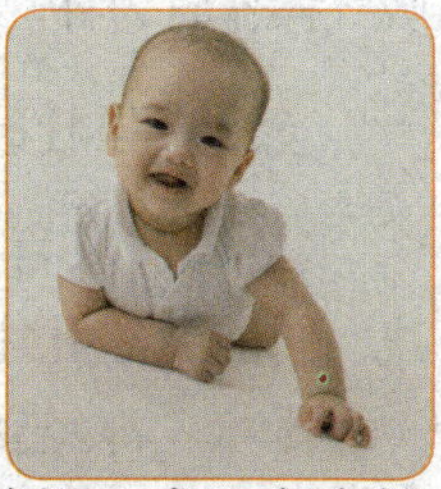

定位：在枕外粗隆(相当于脑空穴处)与后正中线35°处向下引一直线至哑门穴水平，左右各一。

主治：癫狂、精神情感障碍等。

手法：沿本线，以手法推揉点按。从前向后为补，从后向前为泻；离心方向操作为泻，向心方向操作为补；呼气操作时为泻，吸气操作时为补。

（24）锥体区：

定位：第2颈椎棘突向上1.5厘米，左右各旁开1厘米，向下引3厘米长的直线。

主治：运动功能障碍。对运动功能改善缓慢者更好。

手法：沿本线，以手法推揉点按。从前向后为补，从后向前为泻；离心方向操作为泻，向心方向操作为补；呼气操作时为泻，吸气操作时为补。

（25）安宁区：

定位：在第2颈椎棘突旁开2厘米处。

主治：烦躁不安、失眠、焦虑、神经衰弱、更年期综合征等。

手法：沿本线，以手法推揉点按。从前向后为补，从后向前为泻；离心方向操作为泻，向心方向操作为补；呼气操作时为泻，吸气操作时为补。

（26）清醒区：

定位：在正中线入发际2～4厘米处，从正中线向两侧各引一垂直于正中线、长度为1～3厘米的直线。

主治：中暑、晕厥、昏迷等。

手法：沿本线，以手法推揉点按。从前向后为补，从后向前为泻；离心方向操作为泻，向心方向操作为补；呼气操作时为泻，吸气操作时为补。

（27）失算区：

定位：感觉区上点向后3厘米，与前后正中线呈60°，向后外5厘米。

主治：运算障碍。

手法：沿本线，以手法推揉点按。从前向后为补，从后向前为泻；离心方向操作为泻，向心方向操作为补；呼气操作时为泻，吸气操作时为补。

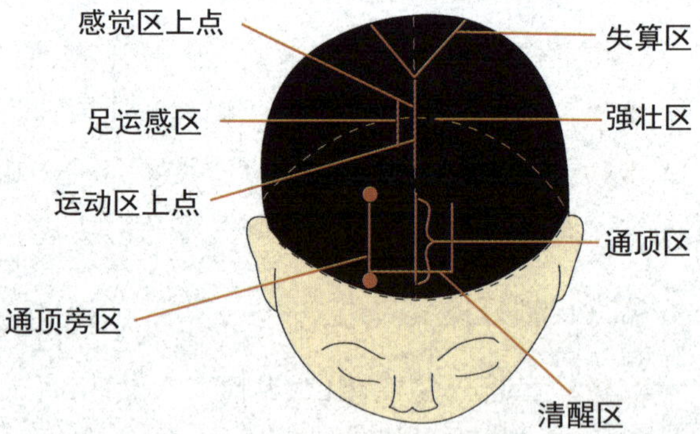

（28）强壮区：

定位：从百会沿前后正中线，向前后各引3厘米长的直线。

主治：神经衰弱、身体虚弱等。

手法：沿本线，以手法推揉点按。从前向后为补，从后向前为泻；离心方向操作为泻，向心方向操作为补；呼气操作时为泻，吸气操作时为补。

（29）通顶区：

定位：正中线上，上星穴与百会穴之间的连线。

主治：各类痛症等。

手法：沿本线，以手法推揉点按。从前向后为补，从后向前为泻；离心方向操作为泻，向心方向操作为补；呼气操作时为泻，吸气操作时为补。

（30）通顶旁区：

定位：五处穴至通天穴的连线。

主治：各类痛症。

手法：沿本线，以手法推揉点按。从前向后为补，从后向前为泻；离心方向操作为泻，向心方向操作为补；呼气操作时为泻，吸气操作时为补。

（31）癫痫区：

定位：晕听区上 1 厘米。

主治：烦躁、失眠、神经衰弱等。

手法：沿本线，以手法推揉点按。从前向后为补，从后向前为泻；离心方向操作为泻，向心方向操作为补；呼气操作时为泻，吸气操作时为补。

（32）手指加强区：

定位：顶颞前斜线中2／5(上肢运动区)下段，双侧旁开1～1.5寸处。

主治：上肢运动功能障碍等。

手法：沿本线，以手法推揉点按。从前向后为补，从后向前为泻；离心方向操作为泻，向心方向操作为补；呼气操作时为泻，吸气操作时为补。

（33）哑穴：

定位：风池上0.4寸。

主治：假性球麻痹。

手法：沿本线，以手法推揉点按。从前向后为补，从后向前为泻；离心方向操作为泻，向心方向操作为补；呼气操作时为泻，吸气操作时为补。

（34）眼球协同运动中枢：

定位：前额入发际 2 厘米，正中线旁开 2 厘米。

主治：眼肌麻痹、斜视、近视等。

手法：沿本线，以手法推揉点按。从前向后为补，从后向前为泻；离心方向操作作为泻，向心方向操作为补；呼气操作时为泻，吸气操作时为补。

（35）头三角：

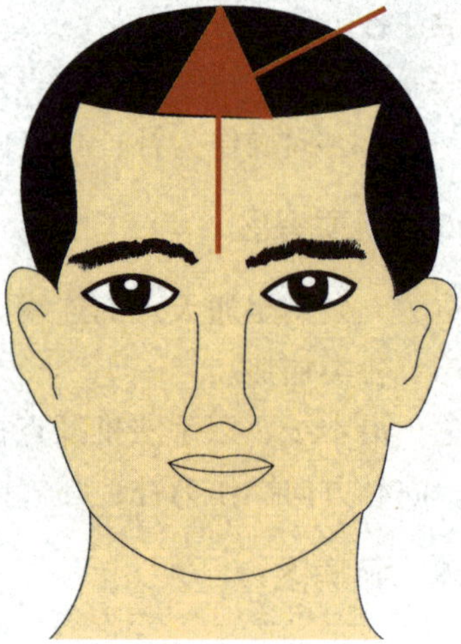

定位：目内眦直上发际处，以此两点间的长度，从发际正中向上量冠矢点前2~3厘米成一等边三角形，名为“头三角”。

主治：失眠等。

手法：沿本线，以手法推揉点按。从前向后为补，从后向前为泻；离心方向操作为泻，向心方向操作为补；呼气操作时为泻，吸气操作时为补。

（36）枕区：

1）枕上正中线

定位：在枕部，枕外祖隆上方正中的垂直线。自强间穴至脑户穴，属督脉。

主治：眼病。

手法：沿本线，以手法推揉点按。从前向后为补，从后向前为泻；离心方向操作为泻，向心方向操作为补；呼气操作时为泻，吸气操作时为补。

2）枕上旁线

定位：在枕部，枕上正中线平行向外0.5寸。

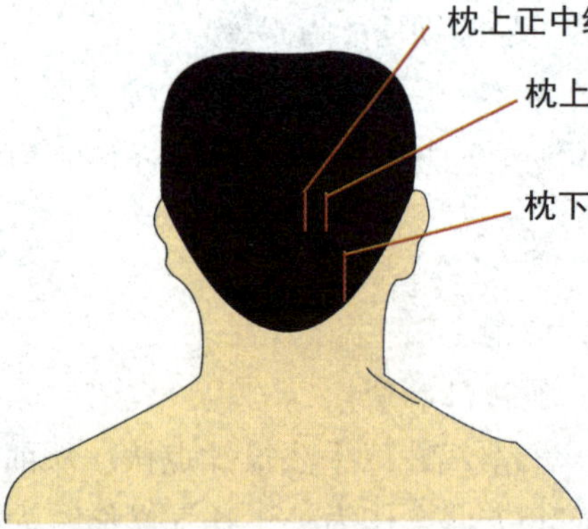

主治：皮层性视力障碍、白内障、近视眼、目赤肿痛等眼病。

手法：沿本线，以手法推揉点按。从前向后为补，从后向前为泻；离心方向操作为泻，向心方向操作为补；呼气操作时为泻，吸气操作时为补。

3）枕下旁线

定位：在枕部，从膀胱经玉枕穴向下引一直线，长2寸，属足太阳膀胱经。

主治：小脑疾病引起的平衡障碍、后头痛、腰背两侧痛。

手法：沿本线，以手法推揉点按。从前向后为补，从后向前为泻；离心方向操作为泻，向心方向操作为补；呼气操作时为泻，吸气操作时为补。

（五）耳部反射区的位置及功能

（1）神门：

定位：盆腔穴的内上方。

主治：神经官能症、精神分裂症、癫痫等；也可用于治疗高血压、干咳、过敏性哮喘、瘙痒症及各种原因引起的疼痛；本穴是针刺麻醉的主穴。

手法：棒推5分钟，频率为每分钟120次，力度轻重兼使，以柔和为佳。

（2）肾上腺：

定位：耳屏下面的一个隆起处(如耳屏只有一个隆起，则在隆起的下缘)。

主治：原性疾病和各种慢性。

手法：棒推5分钟，频率为每分钟120次，力度以轻柔为佳。

（3）耳尖：

定位：将耳轮向耳屏对折时，耳轮上面的尖端处。

主治：发热、高血压、目赤肿痛、麦粒肿等症。

手法：扯6分钟，频率为每分钟90次，力度以轻柔为佳。

（4）脾：

定位：血液点穴与右肝肿大区之间。

主治：消化不良、肌萎缩、血液病、崩漏、脱肛、病后体弱、内脏下垂、重症肌无力。

手法：棒推5分钟，频率为每分钟90次，力度适中。

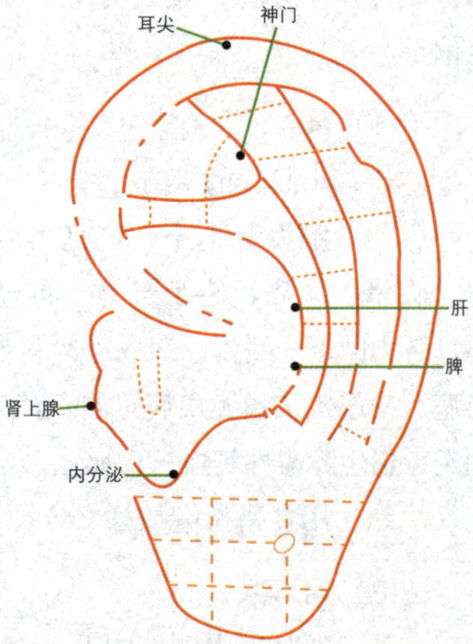

（5）肝：

定位：胃、十二指肠穴的后方。

主治：肝气郁滞、眼疾、肋痛、疟疾、月经不调、痛经等症。

手法：棒按肝穴2分钟，频率为每分钟60次，力度以轻柔为佳。

（6）内分泌：

定位：在屏间切迹内耳甲腔底部。

主治：生殖系统功能失调、更年期综合征、皮肤病等症。

手法：棒揉3分钟，频率为每分钟90次，力度适中。

（7）心：

定位：在耳甲腔中心最凹处。

主治：中暑、急惊风、心血管系统疾病。

手法：用食指或拇指指端按揉6分钟，力度适中。

（8）皮质下：

定位：在对耳屏内壁的前侧。

主治：失眠、嗜睡等各种精神神经系统的疾患。

手法：用指甲轻刮3分钟，频率为每分钟60次，以局部皮肤微痛、微红为度。

（9）交感：

定位：对耳轮下脚上缘与耳轮内侧缘交界处。

主治：溃疡病、胃痉挛、胆管蛔虫、胆石症等。

手法：用拇指指端点按5分钟，频率为每分钟90次，力度以轻柔为佳。

（10）降压点：

定位：三角窝的内上角。

主治：高血压、血管性头痛等症。

手法：用双手食指和拇指指端罗纹面相对掐揉或捏揉3分钟，频率为每分钟90次，手法以偏重为宜。

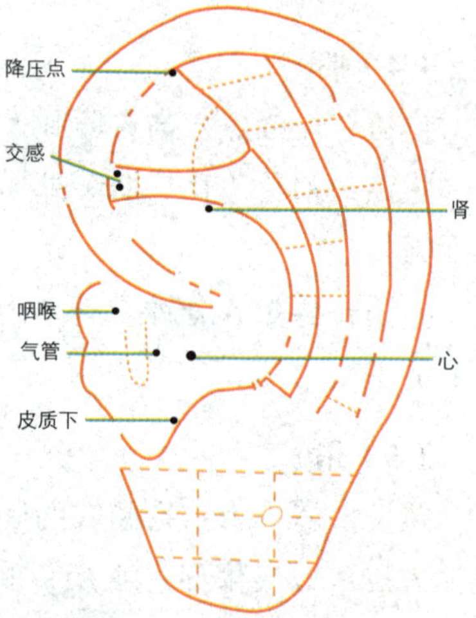

（11）肾：

定位：小肠穴的上方。

主治：脑发育不全、记忆力减退、神经衰弱、头晕、头痛、倦卧乏力、神经性耳聋、耳鸣、听力减退、脱发、斑秃、眼科疾病、妇产科疾病、泌尿生殖系统疾病（如不育症、性功能障碍）、骨折愈合不良、牙齿松动、牙周炎、再生障碍性贫血、白血病、水肿、电解质平衡失调、慢性咽喉炎、五更泻等。

手法：用食指指端按揉3分钟，频率为每分钟60次，力度适中。

（12）咽喉穴：

定位：在耳屏内侧面的上1/2处。

主治：咽喉肿痛、扁桃体炎等症。

手法：以双手食指和拇指指端着力捏揉或掐揉2分钟，频率为每分钟60次，用力轻重兼施，以柔和为宜。

（13）气管：

定位：在口与心穴之间。

主治：咳嗽、哮喘。

手法：棒点5分钟，频率为每分钟120次，力度要轻柔。

（14）胸：

定位：在对耳轮上，与屏上切迹同水平处。

主治：胸肋痛、乳腺炎等。

手法：棒按3分钟，频率为每分钟75次，力度适中。

（15）肺：

定位：心穴的上、下、外三面。

主治：皮肤病、呼吸系统疾病、感冒等症。

手法：棒点6分钟，频率为每分钟120次，力度适中，着力点在肺穴区域内边点边移位。

（16）枕：

定位：在对耳屏外侧面的后上方。

主治：皮肤病、神经系统疾病、昏厥、后头痛、失眠等。

手法：棒揉3分钟，频率为每分钟75次，力度要轻柔。

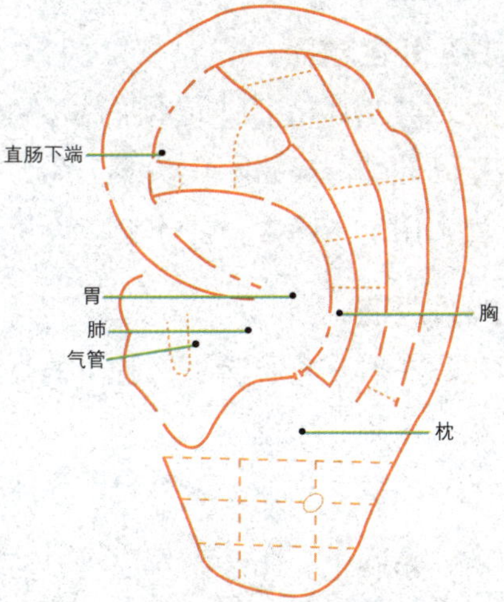

（17）胃：

定位：在耳轮脚消失处。

主治：胃痛、呃逆、呕吐、消化不良、胃溃疡、失眠等症。

手法：棒推5分钟，频率为每分钟90次，力度以轻柔为宜。

（18）直肠下端：

定位：在与大肠穴同水平的耳轮处。

主治：便秘、痢疾、脱肛、痔疮等。

手法：棒按5分钟，频率为每分钟90次，力度以偏重为佳。

（19）便秘：

定位：附件穴的下方。

主治：大便秘结、痔疮出血等症。

手法：棒点3分钟，频率为每分钟75次，力度适中。

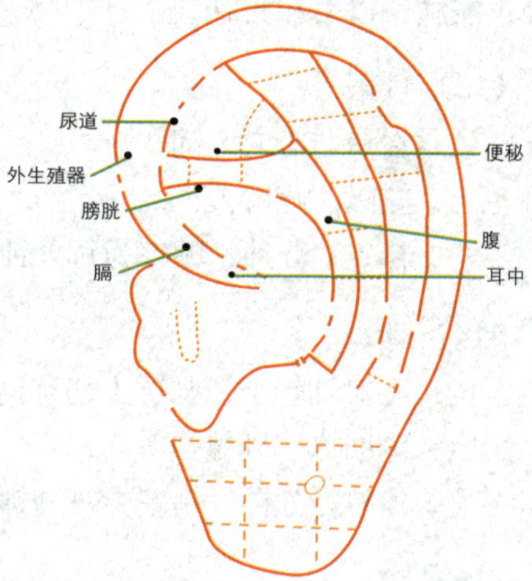

（20）耳中：

定位：在耳轮脚上。

主治：呃逆、黄疸、消化不良、皮肤瘙痒等症。

手法：棒按揉3分钟，频率为每分钟75次，力度以轻柔缓和为佳。

（21）膈：

定位：在耳轮脚。

主治：膈肌痉挛、各种皮肤病、出血性疾患、多种血液病等。

手法：用食指和拇指指端捏揉3分钟，力度轻重兼施，以柔和为佳。

（22）外生殖器：

定位：与对耳轮下脚同水平的耳轮部。

主治：性功能障碍、龟头炎、阴囊炎、宫颈炎、腰痛、坐骨神经痛。

手法：用手指弹5分钟，频率为每分钟120次，力度以局部微痛为宜。

（23）尿道：

定位：在对耳轮下脚下缘相平的耳轮处。

主治：尿频、尿急等。

手法：棒揉3分钟，频率为每分钟60次，力度适中。

（24）膀胱：

定位：大肠穴的上方。

主治：膀胱炎、尿频、尿急、尿淋沥、尿潴留、尿崩症、遗尿症、腰背酸痛、外感、项背酸痛。

手法：指点3分钟，频率为每分钟60次，力度适中。

（25）腹：

定位：腰椎穴与胸穴之间。

主治：多种原因引起的上腹部痛。

手法：棒揉3分钟，频率为每分钟50次，力度轻缓。

（26）大肠：

定位：在耳轮脚上方偏内侧1／2处的耳甲艇部。

主治：肠炎、痢疾、腹泻、便秘、痔疮、肠麻痹及呼吸系统疾患。

手法：棒揉3分钟，频率为每分钟75次，力度适中。

（27）小肠：

定位：在耳轮脚上方偏外侧1／2处的耳甲艇部。

主治：消化不良、肠炎、肠胀气及心脏病。

手法：棒揉3分钟，频率为每分钟75次，力度适中。

（28）阑尾：

定位：在大肠穴与小肠穴之间。

主治：急、慢性阑尾炎。

手法：棒揉3分钟，频率为每分钟75次，力度适中。

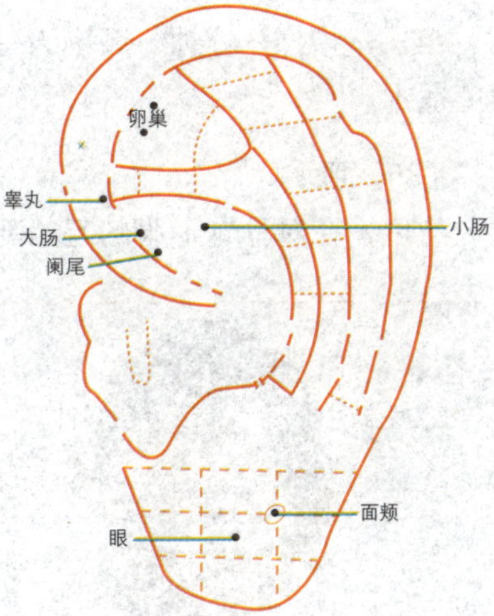

（29）睾丸（卵巢）：

定位：在对耳屏的内侧前下方，是脑穴的一部分。

主治：生殖系统疾病、头痛等。

手法：指揉3分钟，频率为每分钟120次，力度适中。

（30）眼：

定位：从屏间切迹底部起，画三条水平方向的平行线，把整个耳垂划成三等份，再做两条垂直方向的平行线，把整个耳垂划成九等份，第5区内当中取穴。

主治：各种眼科疾病。

手法：揉捏5分钟，频率为每分钟75次，力度适中。

（31）面颊：

定位：耳垂5、6区交界线的周围。

主治：三叉神经痛、口眼歪斜、痤疮等面部疾病。

手法：掐1分钟，以产生掐痕为度。

（32）颈：

定位：在屏轮切迹偏耳舟侧处。

主治：落枕、颈部扭伤、单纯性甲状腺肿。

手法：棒推2分钟，频率为每分钟90次，力度要轻缓、柔和。

（33）肩：

定位：与屏上切迹同水平的耳舟部。

主治：各种原因引起的肩痛及活动障碍。

手法：指推3分钟，频率为每分钟60次，力度适中。

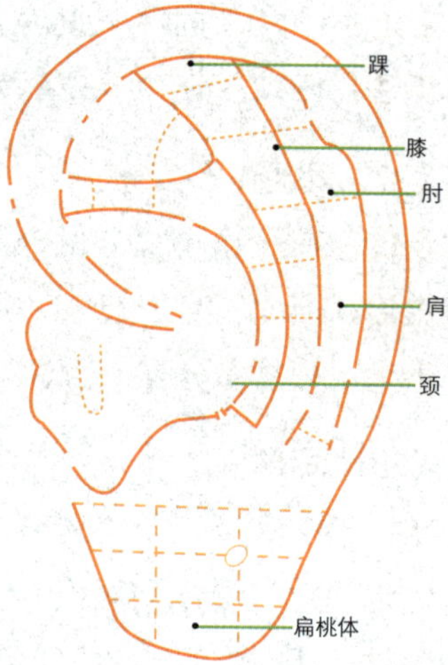

（34）肘：

定位：在腕与肩穴之间。

主治：肘关节痛。

手法：指揉3分钟，频率为每分钟60次，力度适中。

（35）膝：

定位：在对耳轮上脚的起始部，与对耳轮下脚上缘同水平。

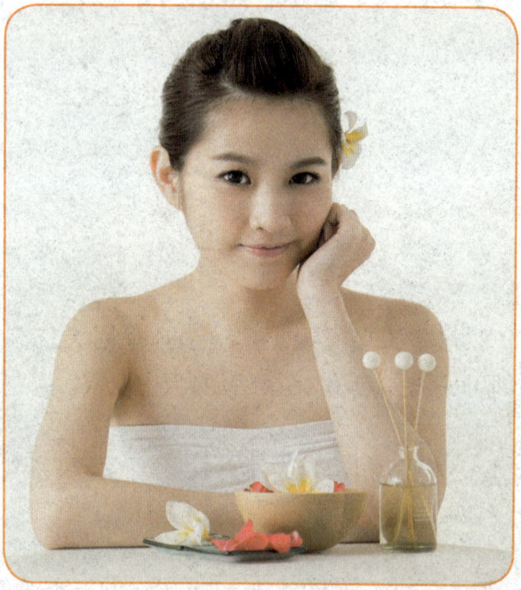

主治：膝关节炎。

手法：棒推3分钟，频率为每分钟90次，力度以轻柔为佳。

（36）踝：

定位：在对耳轮上脚的内上脚。

主治：踝关节炎、踝扭伤等症。

手法：棒推3分钟，频率为每分钟90次，力度适中。

（37）扁桃体：

定位：在耳垂8区正中。

主治：喉蛾、扁桃体炎等。

手法：揉捏3分钟，频率为每分钟60次，力度以轻柔为佳。

第三章

自我保健按摩

ZI WO BAO JIAN AN MO

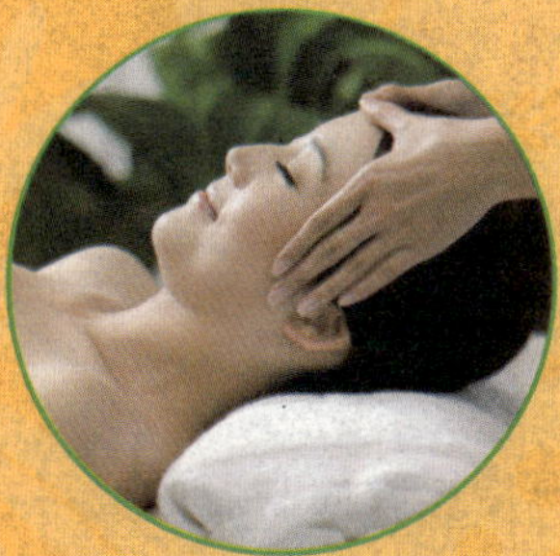

头面部保健按摩法

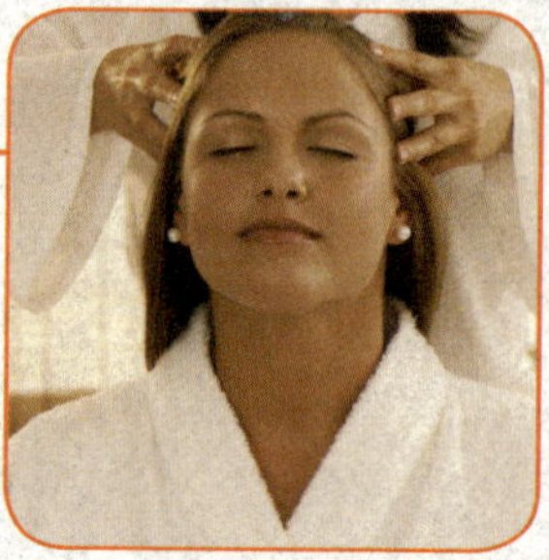

1.体位

取坐位或站立位。

2.按摩

双手置于头顶，以手指插入发间摩擦头皮。

（1）**分推前额：**从印堂到前发际正中之连线为中线，两手食指屈成弓状，用桡侧面着力，由下而上，自中线向前额两侧分推至太阳、头维穴处，并轻揉各穴30~50次，以胀为度。

（2）**抹额：**以两手拇指螺纹面紧按两侧太阳穴，自前向后推抹至耳上方，约30次，以胀为度。

（3）**按揉风池：**以两拇指螺纹面或指端紧按风池穴，向对侧眼睛方向适当用力揉动30次左右，以胀为度。

（4）**拍击头顶：**以五指尖或指腹在头顶部由前向后，有节奏地拍打约1分钟，以头部有轻松感为度。

（5）**按揉百会：**以拇指或中指按揉百会40次，以胀为度。

3.作用

本法有健脑益聪、镇静安神等作用，对头晕耳鸣、头痛、失眠以及神经衰弱等症均有治疗作用。

耳部保健按摩法

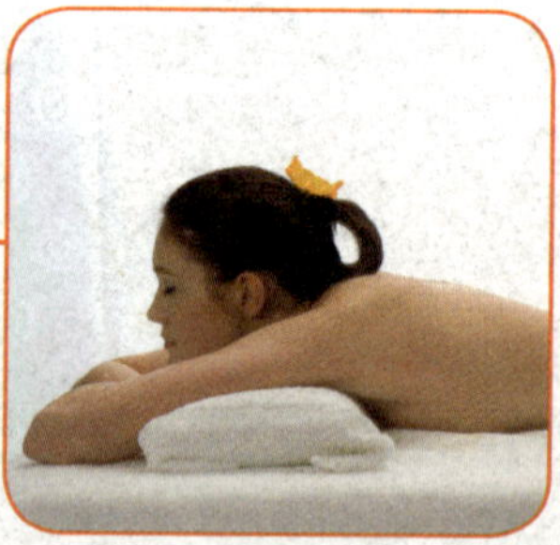

1.体位

取坐位或站立位。

2.按摩

（1）**摩擦耳轮：**以两手拇指螺纹面与屈曲成弓状的食指桡侧面相对轻捏两侧耳轮，上下反复摩擦约30次。

（2）**搓擦耳前：**以两手拇指桡侧或食指、中指指腹紧贴在耳前上下反复搓擦约30次，以局部温热为度。

（3）鸣天鼓：两手掌心紧贴两耳孔，用食指、中指在枕部不断叩击30~40次，使耳中隆隆作响，然后突然再将两掌心拉开，反复操作约5次。

3.作用

本法对防治耳聋、耳鸣、重听、中耳炎等病症有效。

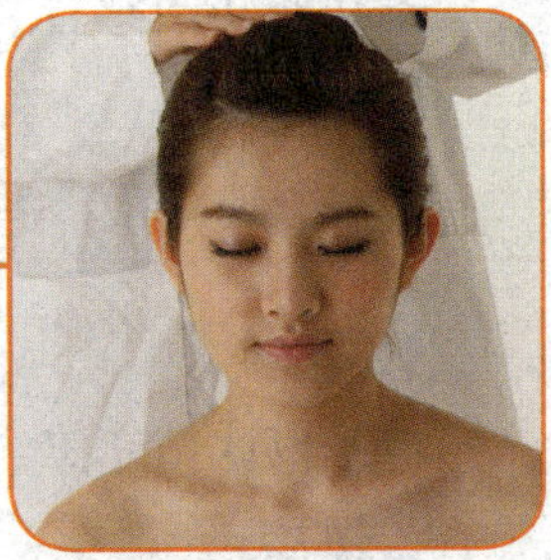

眼部保健按摩法

1.体位

取坐位或站立位。

2.按摩

（1）揉攒竹：以两手拇指螺纹面分按两攒竹穴由轻到重反复按揉约30次，以胀为度。

（2）按睛明：一手拇指、食指分别按在内眼角上方0.1寸的凹陷处，先向下挤按，后向上提捏，反复操作约30次，以胀为度。

（3）按揉四白：以两手食指指腹分别按在目下1寸处，按揉约40次，以胀为度。

（4）揉太阳：以两手拇指螺纹面紧按太阳穴，由轻到重按揉约30次，以胀为度。

（5）轮刮眼眶：两手食指屈曲如弓状，用第2节桡侧面自内向外刮动，先上后下，反复20~30次，以胀为度。

3.作用

本法有消除眼睛疲劳、防治眼病、保护和提高视力等作用。可在视物过久、眼睛疲劳时使用。

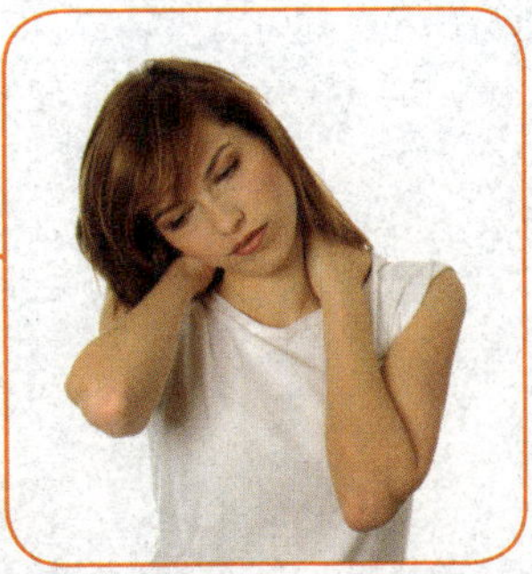

鼻部保健按摩法

1.体位

取坐位或站立位。

2.按摩

（1）按揉迎香：以两手中指或食指螺纹面，按压在双侧迎香穴处，反复按揉约30次，以胀为度。

（2）搓擦鼻部：先将两手大鱼际搓热，趁热在鼻两侧上下搓擦约30次，以有热感为度。

3.作用

本法对防治感冒、鼻塞流涕、过敏性鼻炎、慢性鼻炎等病症有效。

牙齿保健按摩法

1.体位

取坐位或站立位。

2.按摩

叩齿，每晚睡前及晨起时连续叩击上牙与下牙30次。先轻轻叩击，随着时间的推移可逐渐加大力量并增加叩击次数，每天的操作时间也不局限于早晚，其余时间亦可适当进行。

术者用两拇指分别按揉受术者两侧的颊车、下关穴，力量适度，以有轻微的酸胀感为宜，每穴 1 分钟。

指摩揉口唇，即食指、中指、无名指并拢，缓慢摩揉受术者嘴部四周（相当于牙龈的位置），力量不宜太重，摩揉5~10遍。

3.作用

本法的原理是坚固牙齿、预防齿患。主要以预防为主，也可用于牙齿松动、牙龈萎缩、牙根出血、牙痛等症。

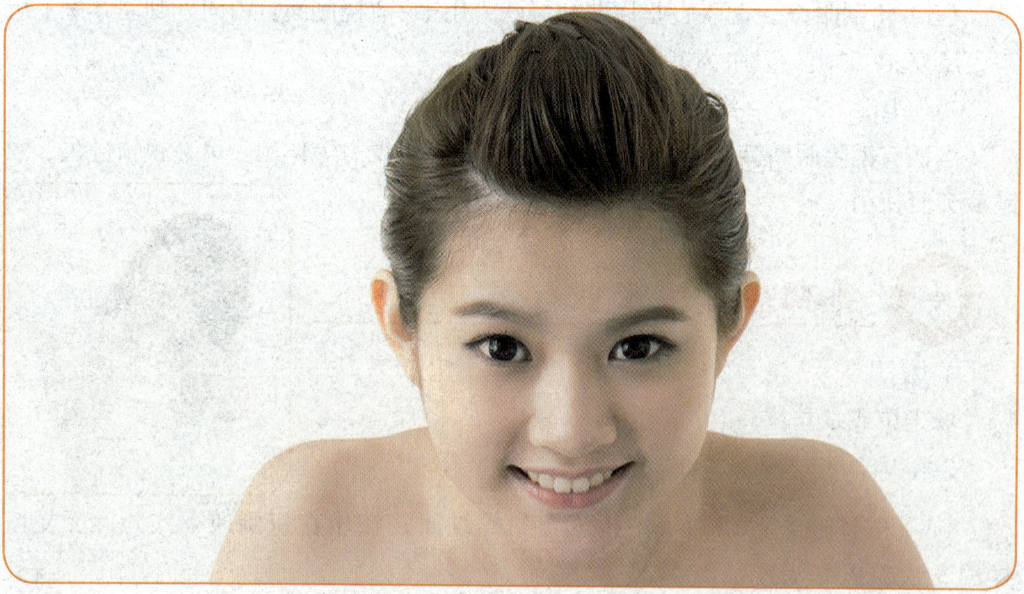

第四章

内科疾病的头部按摩疗法

NEI KE JI BING DE TOU BU AN MO LIAO FA

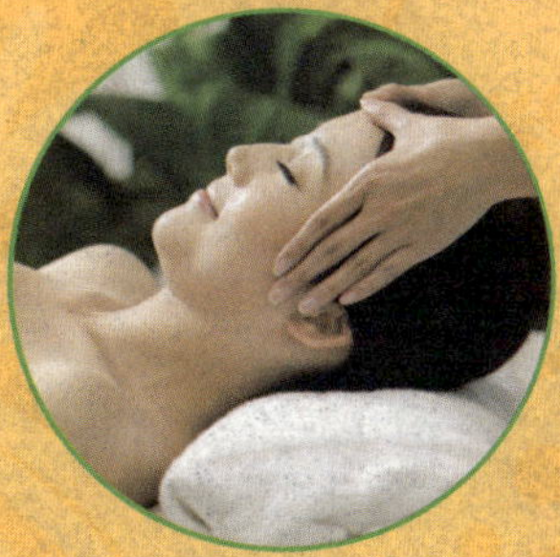

感冒

感冒是由呼吸道病毒引起的，其中以冠状病毒和鼻病毒为主要致病病毒。全年均可发病，尤以春、冬两季多见。现代医学认为当人体受凉、淋雨、过度疲劳等诱发因素，使全身或呼吸道局部防御功能减弱时，则原已存在于呼吸道或从外界侵入的病毒、细菌可迅速繁殖，引起本病，以鼻咽部炎症为主要表现。引起普通感冒的主要为鼻病毒。

感冒是因外邪侵袭人体所引起的以头痛、鼻塞、鼻涕、喷嚏、恶风寒、发热、脉浮等为主要临床表现的病症。病情轻者称“伤风”；病情重者且在一个时期内引起广泛流行的，称为“时行感冒”。

1.取穴

（1）经穴与经外奇穴：百会、脑户、风府、风池、天柱、迎香、睛明、攒竹、神庭、太阳、印堂、率谷等穴。

（2）头穴：胸腔区。

（3）面穴：咽喉穴、首面穴等。

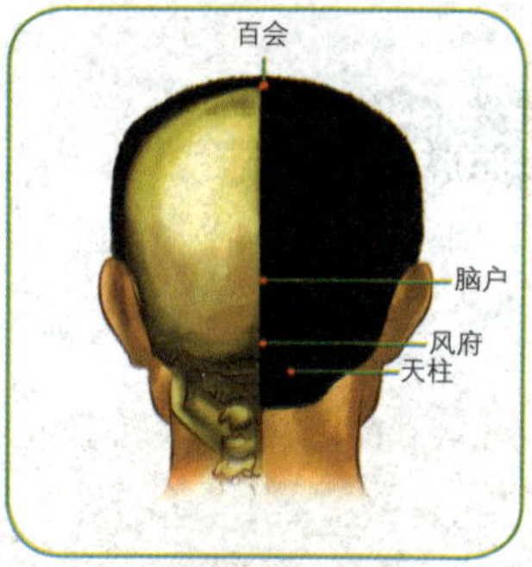

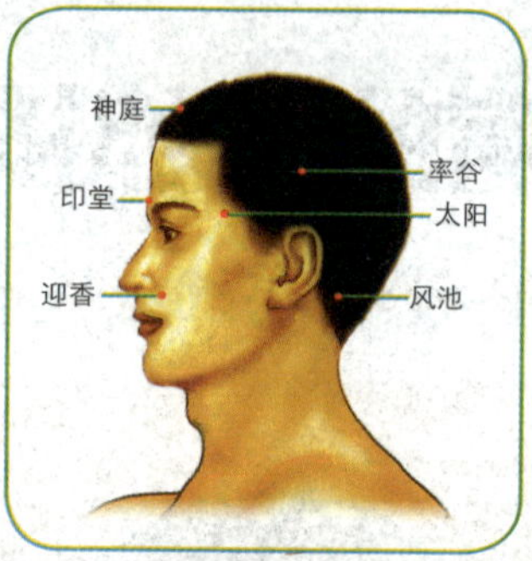

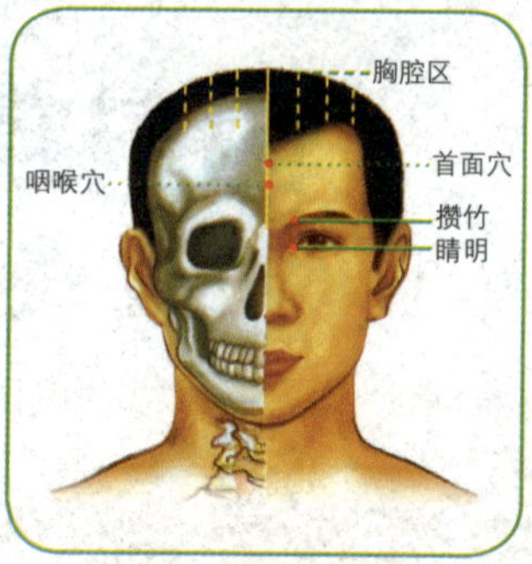

2.按摩

（1）按压百会、天柱、脑户各穴位30～50次，力度稍重，特别是打喷嚏、鼻塞严重时，百会、天柱二穴很有效。

（2）按揉风池穴、风府穴各50～100次，力度以酸痛为宜。

（3）用双手拇指指端分推攒竹至两侧太阳穴30～50次，力度适中。

（4）用拇指桡侧缘交替推按印堂至神庭30～50次。

（5）用双手中指指端推上胸腔区30～50次，力度适中。

（6）用双手食指罗纹面按揉太阳穴30～50次，旋转方向为顺时针方向。

（7）用中指指端按揉迎香、睛明、咽喉穴、首面穴各30～50次。

小贴士

（1）注意防寒保暖。尤其是在季节交替时，一定不要乱穿衣，老人、小孩更要注意。

（2）加强饮食保健。可饮用开水、清淡的菜汤以及新鲜的果汁，如西瓜汁、梨汁、甘蔗汁、藕汁等，稀粥、蛋汤、牛奶、豆浆也可。亦应多食用富含维生素的蔬菜、水果。切忌过食生冷、油腻之品。

（3）调节居住环境。适时开窗通风，保持屋内适宜的温度及温度。

（4）勤锻炼身体。应坚持每天锻炼，增强体质，这样可以提高免疫力，但是一定要选择适合自己的锻炼方法，否则会因运动不当而受伤。

咳嗽

咳嗽是肺系疾病的主要症候之一。由于六淫外邪侵袭肺系或脏腑功能失调，内邪扰肺，肺气上逆所致。其中有声无痰为咳，有痰无声为嗽。同时往往伴有气喘、咽痛、声音嘶哑、咯痰或低气怯声等症状。适当按摩可以明显减轻咳嗽症状。

1.取穴

（1）经穴与经外奇穴：迎香、百会、囟会、百劳等穴。

（2）头穴：运动区、感觉区、胸腔区、鼻咽口舌区。

（3）面穴：肾穴、脾穴、肺穴等。

（4）耳穴：气管、肾上腺、耳腹部。

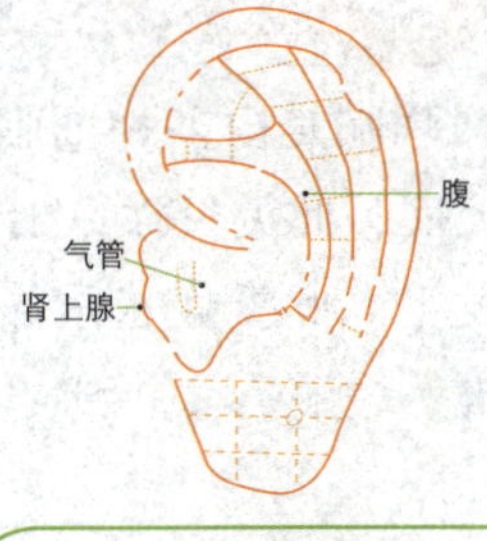

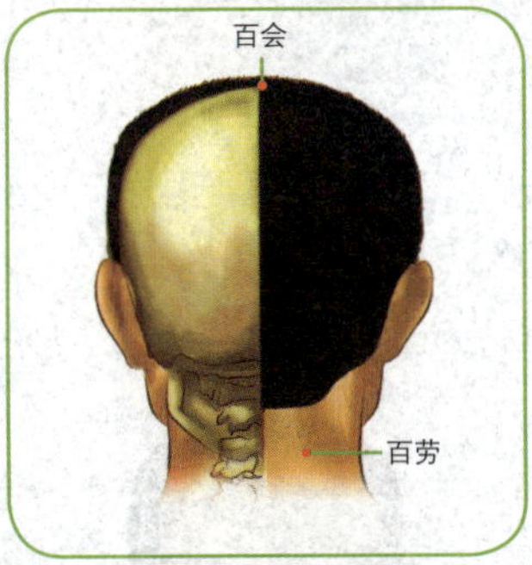

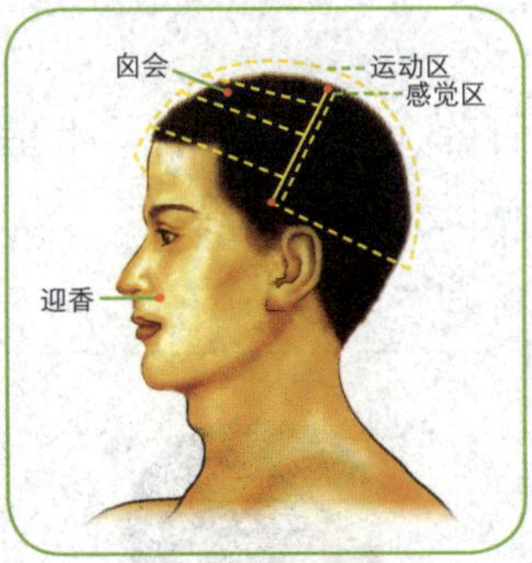

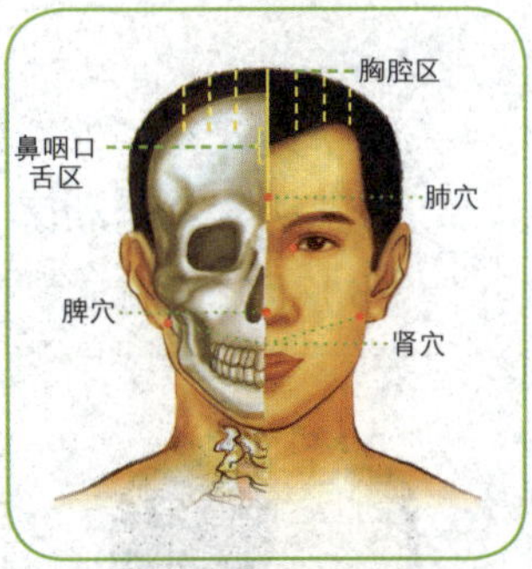

2.按摩

（1）按揉百会、百劳各50～100次，按揉迎香、囟会各30～50次，力度适中。

（2）由上至下直推感觉区、运动区各50～100次。

（3）从前至后推按胸腔区、鼻咽口舌区各150～200次。

（4）按揉肾穴、脾穴、肺穴各50～100次。

（5）棒推气管、肾上腺。内伤咳嗽积压推3分钟，频率为每分钟90次，力度以轻柔缓和为宜；外感咳嗽积压推5分钟，频率为每分钟120次，力度轻重兼施，以轻柔为宜。

（6）掌擦耳腹部，掌心附于耳郭前面进行上下往返擦动3分钟，频率为每分钟120次，力度适中。

小贴士

（1）将百合、枇杷和藕片煮汁，放入适量白糖，若冰糖更好，代茶频频饮。适用于燥热伤肺所致的咳嗽。

（2）生姜10克，饴糖适量。将生姜洗净，切丝，放入瓷杯内，用滚开水冲泡，加盖温浸10分钟，再加入饴糖适量，代茶频频饮服。适用于风寒咳嗽。

（3）新鲜橝香橄榄5枚，冰糖15克。将橄榄洗净加入冰糖和适量的水，煎到出味，一次或分次温服。清热止咳，适用于小儿咳嗽。

哮喘

哮喘是由多种细胞，特别是肥大细胞、嗜酸粒细胞和T淋巴细胞参与的慢性气道炎症，此类炎症可引起反复发作的喘息、气促胸闷和咳嗽等症状。多在夜间或凌晨发生。此类症状常伴有广泛而多变的呼气流速受限，但部分可自然缓解。

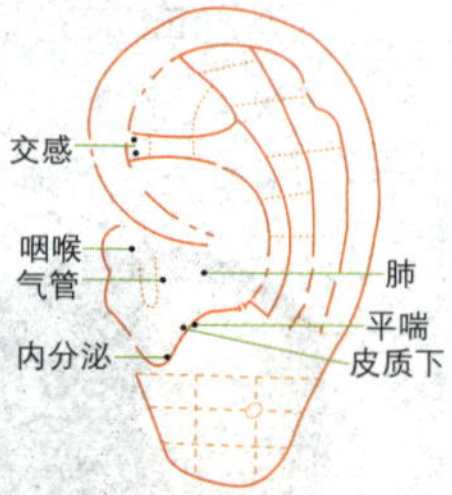

1.取穴

（1）经穴与经外奇穴：百劳、百会、迎香、上星等。

（2）头穴：运动区、感觉区、胸腔区等。

（3）面穴：肾穴、肺穴、脾穴等。

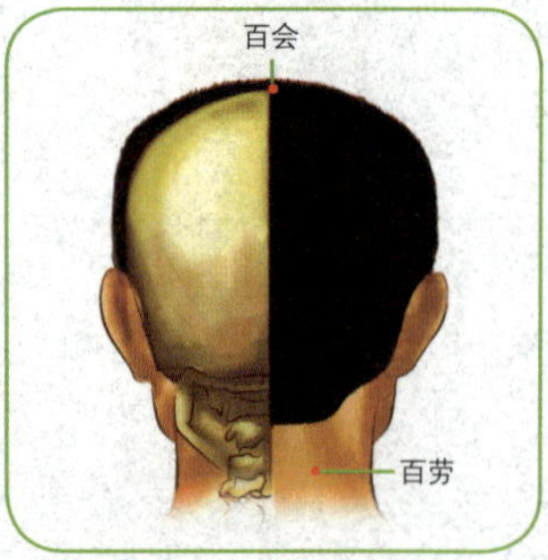

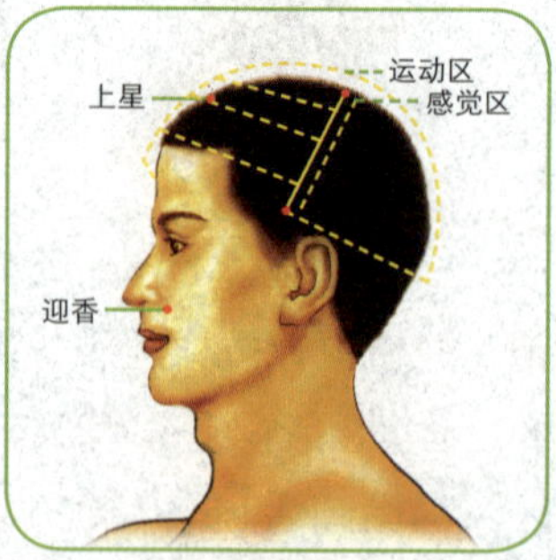

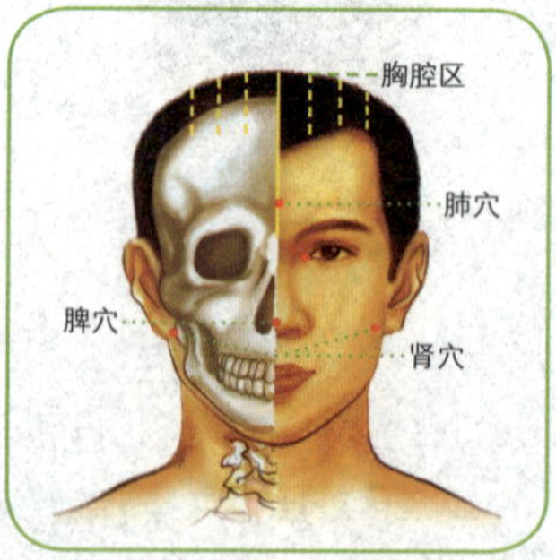

（4）耳穴：咽喉、交感、气管、肺、平喘、内分泌、皮质下等。

2.按摩

（1）按揉百会、百劳各50～100次。

（2）按揉迎香、上星各30～50次。

（3）由上至下直推感觉区、运动区各150～200次。

（4）从前向后推按胸腔区150～200次。

（5）按揉肾穴、脾穴、肺穴各50～100次。

（6）棒揉气管穴、平喘、皮质下、内分泌、肺、脾等各5分钟，频率为每分钟90次，力度轻重兼施，以轻柔为宜。

（7）指揉咽喉穴5分钟，频率为每分钟60次，力度适中。

小贴士

（1）饮食宜清淡、少刺激，不宜过饱、过咸、过甜，忌生冷、酒精、辛辣等刺激性食物。

（2）过敏性体质者宜少食异性蛋白类食物，一旦发现某种食物确实可诱发支气管哮喘，应避免进食，宜多食植物性大豆蛋白，如豆类及豆制品等。

（3）饮食要保证各种营养素的充足和平衡，特别应增加抗氧化营养素，如β-胡萝卜素、维生素C、维生素E及微量元素硒等。

（4）防止呼吸道感染，调节免疫功能亦很重要，应注意季节性保暖，婴儿应以母乳为主，母乳中含分泌型免疫蛋白抗体，能增加呼吸道的抵抗力。

（5）经常吃食用菌类能调节免疫功能，如香菇、蘑菇，可以增强人体抵抗力，减少支气管哮喘的发作。

牙痛

牙痛是指牙齿因各种原因引起的疼痛，为口腔疾患中的常见症状之一，可见于西医学的龋齿、牙髓炎、根尖周围炎和牙本质过敏等。一般遇到冷、热、酸、甜等刺激时，牙痛发作或加重，属中医的“牙宣”“骨槽风”范畴。

1.取穴

（1）经穴与经外奇穴：四白、巨髎、地仓、下关、翳风、天柱、颊车、大迎、承浆、人中、头维、风池、太阳、桥弓、夹承浆等。

（2）头穴：感觉区、通顶区、足运感区、鼻咽口舌旁区。

（3）面穴：首面穴、肝穴、肾穴、胃穴。

（4）耳穴：牙痛点、胃、神门、喉牙、上颌、下颌、肾上腺。

2.按摩

（1）按揉面部的四白、巨髎、地仓、下关各30～50次，力度轻柔。

（2）按压颈部的翳风、天柱、颊车、大迎各30～50次，力度适中，以有胀酸感为宜。

（3）按揉太阳穴50次，力度以产生局部酸痛感为宜。

（4）用中指指端点揉承浆、人中、头维、夹承浆各50～100次。

（5）推按足运感区、通顶区、感觉区、鼻咽口舌旁区各50～100次。

（6）按揉首面穴、肝穴、胃穴、肾穴各30～50次，力度适中。

（7）推下桥弓左右各10次，力度适中。

（8）按揉风池穴10～20次。

（9）用中指指端叩击足运感区、鼻咽口舌旁区各50～100次。

（10）按揉摩擦面颊部2～3分钟，以产生温热感为佳。

（11）棒推耳部牙痛点、喉牙、胃、肾上腺、神门各3分钟，频率为每分钟90次，力度以柔和为宜。

（12）指揉肾穴，上、下颌各3分钟，频率为每分钟75次，力度适中。

小贴士

（1）注意口腔卫生，养成“早晚刷牙，饭后漱口”的良好习惯。

（2）发现蛀牙，及时治疗。

（3）睡前不宜吃糖、饼干等食物。

（4）宜多吃清胃火及清肝火的食物，如南瓜、西瓜、荸荠、芹菜、萝卜等。

（5）忌酒及热性动火食品。

（6）脾气急躁、容易动怒会诱发牙痛，故宜心胸豁达，情绪宁静。

（7）保持大便通畅，勿使粪毒上攻。

（8）勿吃过硬的食物，少吃过酸、过冷、过热的食物。

（9）除针刺龋齿为暂时止痛外，对一般牙痛效果良好。

耳鸣

耳鸣为耳科疾病中的常见症状，患者自觉耳内或头部有声音，但环境中并无相应声源，而且越是安静，感觉鸣音越大。耳鸣音常为单一的声音，如蝉鸣声、汽锅声、蒸汽机声、嘶嘶声、铃声、振动声等，有时也可为较复杂的声音。可以是间歇性，也可能为持续性，响度不一。一些响度较高的持续性耳鸣常常令人寝食难安。

引起耳鸣的原因较多，各种耳病均可发生耳鸣，如耵聍栓塞、咽鼓管阻塞、鼓室积液、耳硬化症；内耳疾病更易引起此症，如声损伤、梅尼埃病。此外，高血压、低血压、贫血、白血病、神经官能症、耳毒药物等均可引起耳鸣。

中医学认为耳鸣多为暴怒、惊恐、胆肝风火上逆，甚至少阳经气闭阻所致，成因外感风邪、壅遏清窍或肾气虚弱，精气不能上达于耳而成，严重者还有耳内作痛。

1.取穴

（1）经穴与经外奇穴：百会、耳门、听宫、翳风、角孙、风池、天柱、太阳、四神聪、百劳、安眠等。

（2）头穴：晕听区、强壮区、感觉区。

（3）面穴：首面穴、肾穴、肝穴。

（4）耳穴：外耳、肾、肝、三焦。

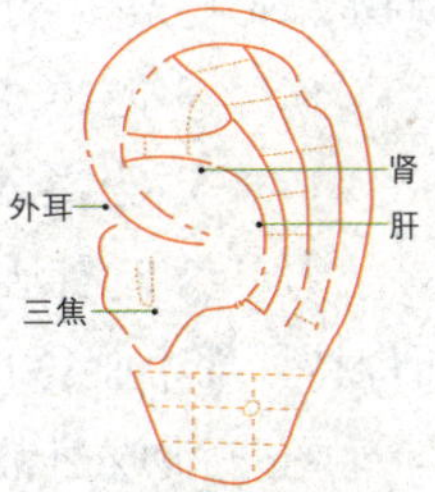

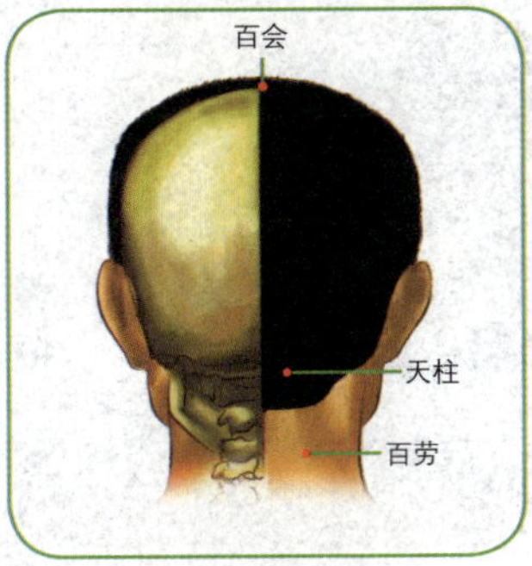

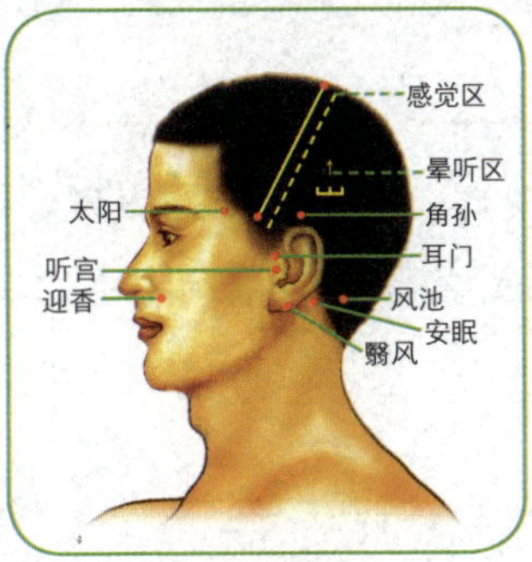

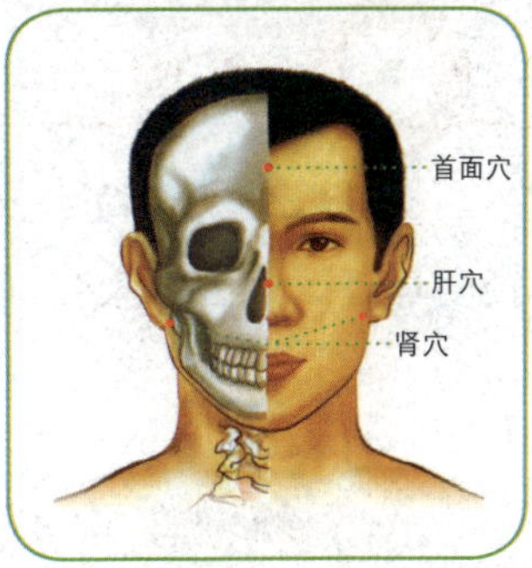

2.按摩

（1）按压头顶的百会穴50次，力度稍重，以胀痛感为宜。

（2）按揉耳门、听宫、翳风、角孙各200次，点揉时应有明显的胀痛感。

（3）按揉太阳、四神聪、百劳、完骨、安眠各50～100次，力度轻缓、平稳。

（4）按揉首面穴、肝穴、肾穴各150～200次，力度适中。

（5）用拇指直推晕听区、感觉区、强壮区各200次，力度轻缓、柔和。

（6）用双手拇指从前额正中线抹向两侧，在太阳穴处按揉3～5次，再推向耳后，并顺势向下推至颈部，做3遍。

（7）指揉耳部的外耳穴4分钟，频率为每分钟60次，力度偏重。

（8）指揉肾穴3分钟，频率为每分钟75次，力度适中。

（9）棒推肝穴3分钟，频率为每分钟90次，力度要轻缓柔和。

（10）棒点三焦穴3分钟，频率为每分钟120次，力度以轻柔为主。

小贴士

耳鸣虽然与衰老有关，但通过正确的饮食调理，也可以收到良好的效果。

（1）多吃含铁丰富的食物。缺铁易使红细胞变硬，运输氧的能力减弱，耳部养分供给不足，可使听觉细胞功能受损，导致听力下降。

（2）多补充些含锌丰富的食物。因锌与核酸、蛋白质的合成，与碳水化合物、维生素A的代谢等都有密切关系。

（3）多吃富含维生素C、维生素E的蔬菜、干果等。

（4）适当摄入富含维生素D的食物。

（5）多吃有活血作用的食物。活血化瘀能扩张血管，改善血液黏稠度，有利于保持耳部小血管的正常微循环，可常食用黑木耳、韭菜、红葡萄酒、黄酒等。

（6）少吃过甜、过咸、含胆固醇过多、纤维素过少的食物。

重听

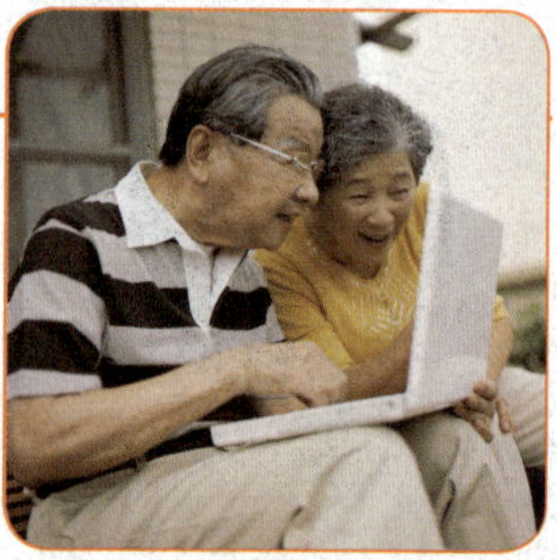

重听指听力下降、听音失真、听觉迟钝的表现，属轻度耳聋。多因虚火妄动及外邪壅滞经络致窍闭不通。

1.取穴

（1）经穴与经外奇穴：翳风、风池等穴。

2.按摩

（1）端坐椅上，用双手拇指、食指分别夹住左右两耳，做上下摩擦20遍。

（2）用双手手掌分别按住两耳外耳道口，随按随放，按放20遍。

（3）用双手掌心分别紧按左右手耳门，双手中指叩击脑后枕部，叩击时自闻有声响如打鼓一样，叩击20遍。

（4）用双手中指指腹点按双侧翳风、风池穴各1分钟。

小贴士

（1）补充维生素，如维生素B群、泛酸、维生素B_2、维生素B_6、维生素B_{12}等。

（2）满足荷尔蒙分泌所需的营养，包括蛋白质、维生素B_2、维生素B_6、维生素C、泛酸等。

老视

老视是一种生理现象，不是病理状态，也不属于屈光不正，是人们步入中老年后必然出现的视力问题。随着年龄增长，眼调节能力逐渐衰退从而引起视近困难，以致在近距离工作中，必须在静态屈光矫正之外，另加凸透镜才能有清晰的近视力，这种现象称为“老视”。老视的发生和发展与年龄直接相关，大多出现在45岁以后，发生时间和严重程度还与其他因素有关，如屈光不正状况、阅读习惯、照明以及全身健康状况等。

1.取穴

（1）经穴与经外奇穴：四白、太阳、攒竹等穴。

2.按摩

（1）端坐椅上，双手掌摩擦搓热后，置于眼部，热熨眼部20遍。

（2）双后握拳，以拇指中节突出处分别按双目之内、外眼角各1分钟。

（3）用双手中指指端按压双侧四白、攒竹、太阳穴各1分钟。

（4）仰卧于床上，闭目用双手食指中节桡侧自内向外刮上下眼眶各20遍。

（5）再用双手小鱼际部摩拭眼睑20遍。

（6）最后再以双手掌摩擦搓热后熨目10遍。

小贴士

（1）枸杞子20克洗净，猪肉30克洗净，切成丝状。起油锅，枸杞子、猪肉丝同炒，加黄酒、食盐、味精调味后即食。有滋阴益肾的作用。

（2）银耳30克洗净，瘦肉30克洗净，切成丝状，同置锅中，加清水500毫升，加粳米，急火煮5分钟，改文火煮30分钟成粥，趁热食用。

（3）乌龟250克活杀，去壳、内脏，洗净，切成小块，置碗中，加黄酒、葱、姜、食盐、味精，隔水清蒸30分钟，分次食用。

鼻塞

鼻塞通常在鼻中隔弯曲、空气流通不畅和鼻黏膜充血肿大时发生，医学上称为“鼻中隔弯曲症”或“肥厚性鼻炎”。有时可能出现脓性鼻涕，引起副鼻腔炎。如果是感冒、睡眠不足或流鼻涕产生的鼻塞，不妨施行穴道刺激疗法。

鼻塞会引起头痛等症状，如果发生在吸食母乳或牛奶的婴儿身上是相当麻烦的，务必进行没有副作用的穴位刺激来减轻鼻塞症状。

1.取穴

（1）经穴与经外奇穴：天柱、风池、百会、迎香等穴。

2.按摩

（1）用双手拇指指腹做一指禅推法推天柱穴、风池穴各半分钟。

（2）再按揉百会、迎香穴各半分钟。

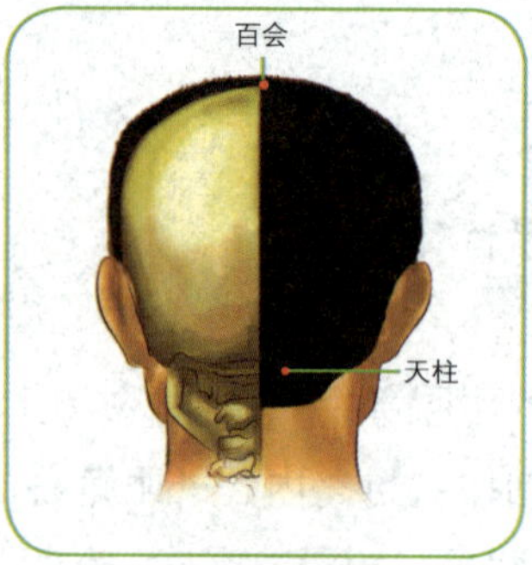

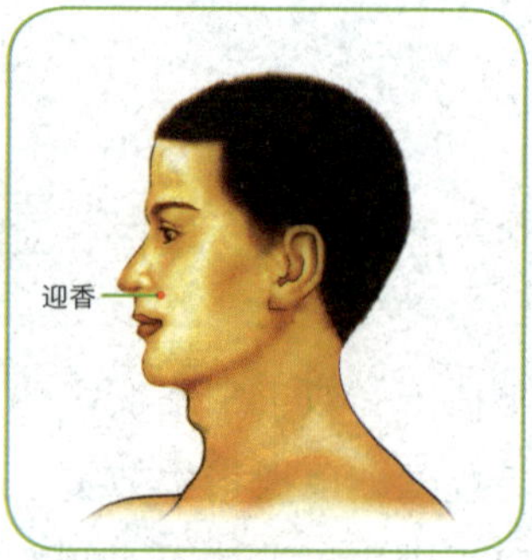

小贴士

（1）煎熏法：将1小把葱白或3~4个葱头（洋葱）切碎煎汤，用鼻吸热气；或将食醋烧开吸醋气，疗效都较好。

（2）填充法：将葱白捣烂取其汁渗入药棉内，将药棉塞进鼻孔；或将1个大蒜瓣削成比鼻孔稍小的圆柱形，用薄层棉花或纱布包好塞入鼻孔，效果也不错。

（3）侧卧按摩法：左侧耳塞向右卧，右侧鼻塞向左卧，用双指夹鼻按揉双侧迎香穴1~2分钟，鼻塞可除。

（4）热敷法：用热毛巾敷鼻，或用电吹风对着鼻孔吹热风，吹双侧太阳穴、风池穴、大椎穴，鼻塞可解。

（5）变位法：这种方法适用于婴儿。婴儿鼻塞时，常哭闹不停，这时可将婴儿竖直抱起，很快便能安然入睡。

鼻出血

鼻出血，也称“鼻衄”，是指由于鼻孔内的毛细血管脆弱，血管受到破坏后，血液从鼻孔里流出，是一种医学上的疑难病症。

鼻出血不是简单的“鼻子出点血”，鼻出血是一种因肺燥血热引起的顽固性疾病，对人体的损害相当严重，如治疗不当或不及时，会诱发鼻黏膜萎缩、贫血、血小板减少（长期下去可导致白血病的发生）、记忆力减退、视力下降、免疫力低下，严重患者会因将血液或血块吸入气管而造成窒息。

1.取穴

（1）经穴与经外奇穴：迎香、百会等穴。

2.按摩

（1）用拇指指端用力按压鼻翼侧的迎香穴，缓慢指压，反复10次。

（2）再按揉百会穴半分钟。

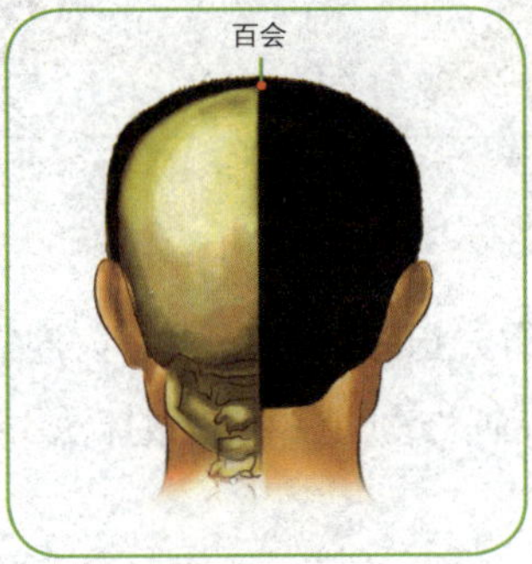

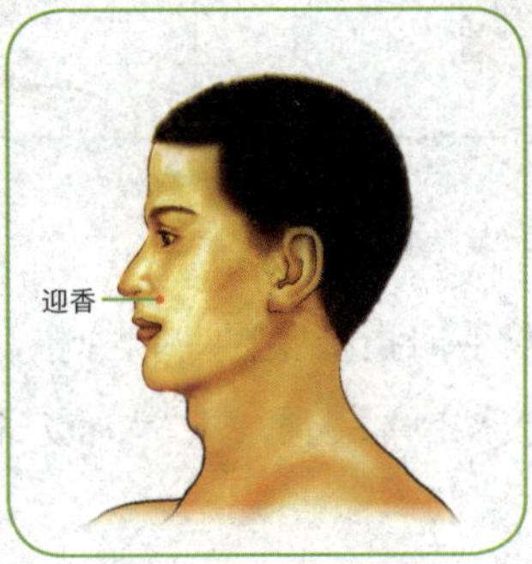

小贴士

（1）黄花菜瘦肉汤：黄花菜30克(干品，浸泡洗净)，瘦猪肉100克，蜜枣2枚，同入锅内，加水适量慢火煮1小时，以盐调味后食用。有清热平肝、润燥、止鼻血之效。

（2）阿胶炖瘦肉：阿胶6克，瘦肉30克(切片)，同放碗内，加适量开水，加盖隔水炖1小时，入少许食盐调味食用。有滋阴养血、止鼻血功能。

（3）生地二根饮：鲜生地、鲜白茅根各30克，鲜芦根50克，水煎服，每日1剂，代茶饮，连用7~10天，能清热凉血、止血。

牙龈肿痛

牙龈肿痛，实即牙齿根部痛，而且因其周围齿肉肿胀，故称“牙肉肿痛”。如果发觉有口臭或口中感觉黏液时，就是牙周病的初期征兆。如果并发牙龈肿痛、发红，则为牙周病的症状。只是牙周病，往往容易被忽视，一旦任其发展，就会恶化至牙根败坏、掉牙的地步。

1.取穴

（1）经穴与经外奇穴：迎香、口禾髎、承浆、巨髎、下关、天柱、大迎穴。

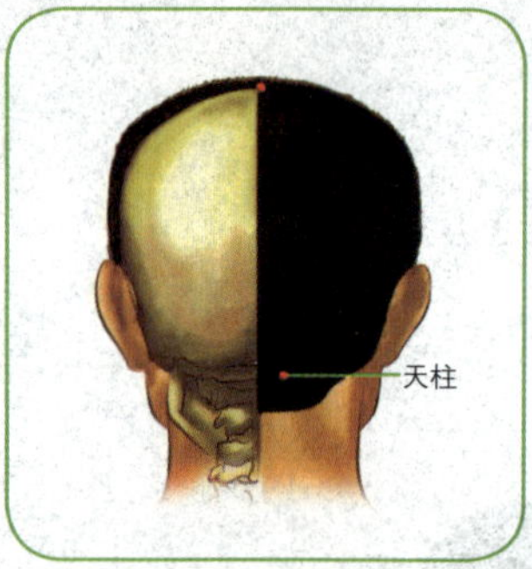

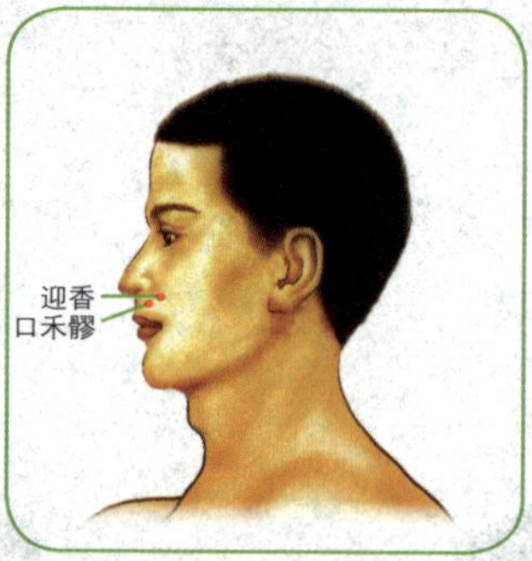

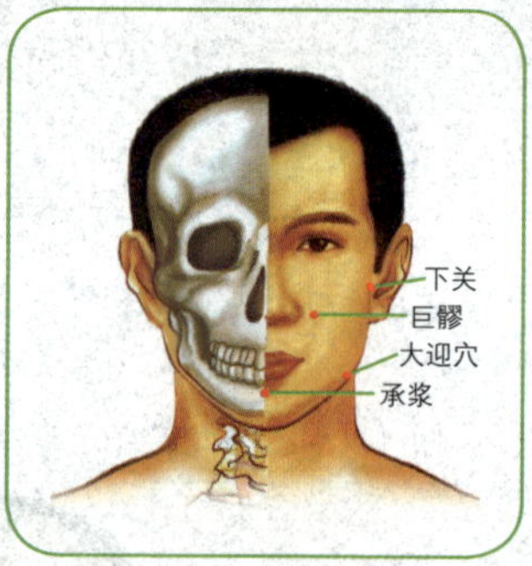

2.按摩

（1）用双手拇指指腹做一指禅推法推迎香、口禾髎、承浆、大迎穴各半分钟。

（2）再按揉巨髎、下关、天柱穴各半分钟，最后在额部做抹法8遍。

小贴士

以下方式可缓解牙龈肿痛。

（1）将生姜切成片，取一片放在痛处，咬住，可缓解疼痛。

（2）取10颗鲜荔枝，在果肉中放入少许盐，用火煨干后研成末，放在痛处。

（3）取陈醋120克，花椒30克，放入锅中，加适量水，熬制10分钟，晾凉后含在口中3~5分钟后吐出，可治牙痛。

（4）不要轻易动怒，保持豁达的心境，对缓解牙龈疼痛也有一定效果。

（5）少吃过酸、过冷、过辣的食物，忌烟酒。

睑腺炎

睑腺炎又名“麦粒肿”，传统医学称其为“土疳”或“土疡”，俗称“针眼”，是指睑板腺或睫毛毛囊周围的皮脂腺受葡萄球菌感染所引起的急性化脓性炎症，是一种普通眼病，多发于青年人。此病顽固且容易复发，严重时可遗留眼睑疤痕，以局部红肿、疼痛、出现硬结及黄色脓点为主要临床表现。

1.取穴

（1）经穴与经外奇穴：印堂、神庭、头维、睛明、瞳子髎、攒竹、风池穴。

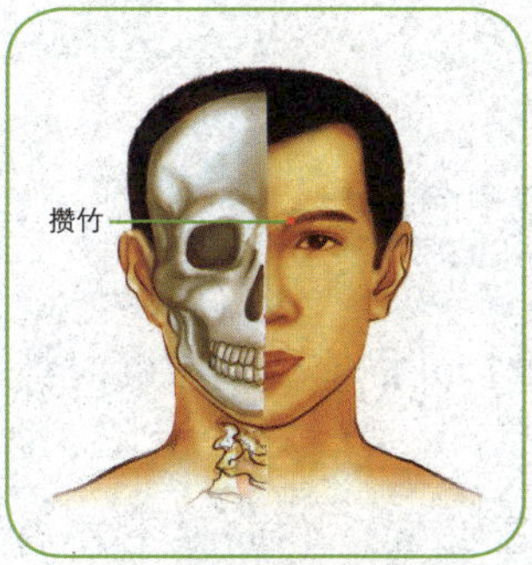

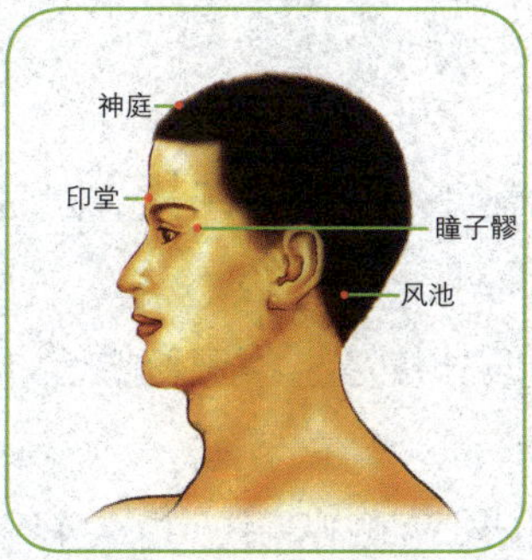

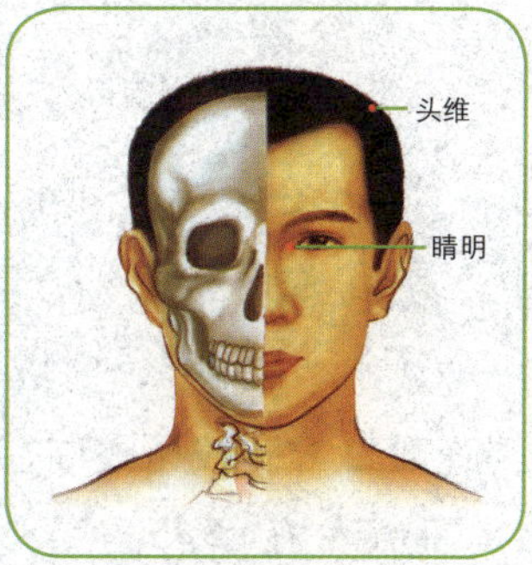

2.按摩

（1）用双手拇指指腹做一指禅推法推印堂、神庭、头维、睛明、攒竹各半分钟。

（2）再按揉睛明、攒竹、瞳子髎、神庭穴各半分钟，最后在额部做抹法8遍。

（3）以左手轻扶患者面额部，右手拇指、食指指腹按压风池穴半分钟。

小贴士

（1）在脓头未形成之前可做热敷，以促进化脓，症状较轻的炎症也可在热敷后完全消失。

（2）脓头一旦出现，就应及时切开排脓，不要等到脓包自行破溃，这样可以减少疼痛，缩短疗程。

（3）当脓头出现时，切忌用手挤压，因为眼睑血管丰富，眼部静脉与眼眶内静脉相通，眼眶内静脉又与颅内的海绵窦相通，而眼静脉没有静脉瓣，血液可向各方向回流，挤压会使炎症扩散，引起严重合并症，如眼眶蜂窝织炎、海绵窦栓塞甚至败血症，从而危及生命。

（4）局部可点眼药，一般使用0.25%氯霉素眼药水即可，如分泌物多则用利福平眼药水效果好。幼儿入睡后可涂金霉素眼膏。

视疲劳

视疲劳是目前眼科常见疾病，症状多种多样，常见的有近距离工作不能持久，出现眼及眼眶周围疼痛、视物模糊、眼睛干涩、流泪等，严重者头痛、恶心、眩晕。视疲劳不是独立疾病，而是由于各种原因引起的疲劳综合征。其发病原因也是多种多样的，常见的有：①眼睛本身的原因，如近视、远视、散光等屈光不正、调节因素、眼肌因素、结膜炎、角膜炎、佩戴眼镜不合适等；②全身因素，如神经衰弱、身体过劳、癔病或更年期的妇女；③环境因素，如光照不足或过强，光源分布不均匀或闪烁不定，注视的目标过小、过细或不稳定等。

1.取穴

（1）经穴与经外奇穴：睛明、印堂、承泣、四白、瞳子髎穴。

2.按摩

（1）用拇指、食指自内向外按摩上下眼眶；食指、中指并拢或分别按顺时针与逆时针方向按压眼周，环转3周，轻重适宜。

（2）按摩者两手食指轻揉两侧睛明，指尖轻轻按压此穴，并向上下左右推按。

（3）用双手食指指尖左右轻拨阳白，指定有筋脉滚动，眼球可出现胀感，此法隔日拨1次，不可多用。

（4）在食指轻按眼球的基础上，用食指、中指、无名指轻轻捏拿眼球，并行按颤动作，亦可用多指或大鱼际轻按眼球。用力适宜。

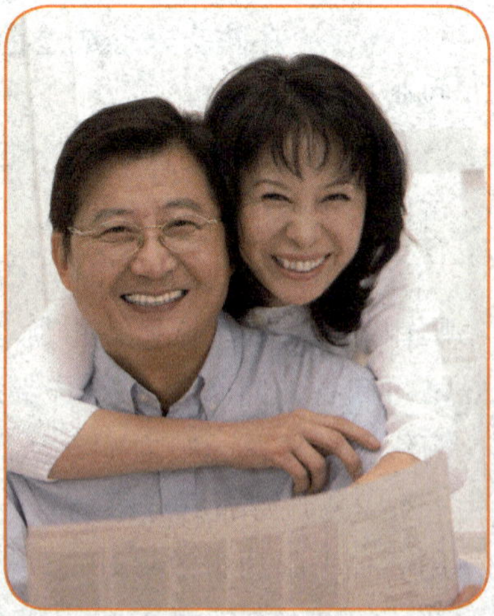

（5）以食指、中指分别捏拿上下眼睑，快拿快放；用中指指背滑拨上下眼眶。

（6）在双拇指揉压两侧颈肌的基础上，两手分托下颌与后枕并微微向上提伸。

（7）取坐位或仰卧位均可，两眼自然闭合，然后依次按摩眼周的睛明、攒竹、太阳、四白、印堂、承泣各3分钟。手法轻缓，以局部有酸胀感为度。

（8）如患者多泪，可加用指压承泣。

（9）若头部眩晕，可单拇指按压印堂。

小贴士

（1）生活要有规律，休息及睡眠要充分。

（2）改善工作环境，照明光线应明暗适中，直接照明与间接照明相结合，使工作物周围的亮度不过分低于工作物的亮度。

（3）干燥季节或使用空调时，室内要保持一定湿度。

（4）注意用眼卫生。坐姿要端正，视物要保持适当距离。避免长时间、近距离、过于精细的工作。

（5）多吃富含维生素A、维生素B的食物，如胡萝卜、韭菜、菠菜、番茄、豆腐、牛奶、鸡蛋、动物肝脏、瘦肉等。

（6）长期使用电脑时，屏幕的清晰度要好，亮度要适中，眼睛与屏幕的距离应在60厘米左右，双眼平视或稍向下注视荧光屏，每工作1小时休息5～10分钟，尽量远眺、放松并多眨眼睛。

青光眼

青光眼，是一种发病迅速、危害性大、随时导致失明的常见疑难眼病，特征是眼内压间断或持续性升高的水平超过眼球所能耐受的程度而给眼球各组织和视功能带来损害，导致视神经萎缩、视野缩小、视力减退，长期患病会导致失明，在急性发作期24~48小时即可完全失明。青光眼属双眼性病变，双眼可同时发病，或一眼起病，继发双眼失明。年龄超过40岁的人易患慢性青光眼，糖尿病患者患青光眼的概率和严重性都大大增加，高血压患者也易患青光眼。

1.取穴

（1）经穴与经外奇穴：百会、四神聪、神庭、印堂穴、太阳、丝竹空、瞳子髎、四白、晴明、百劳穴。

（3）面穴：首面穴。

2.按摩

（1）用双手拇指桡侧缘交替推印堂至神庭50次。

（2）按揉晴明、攒竹、神庭、四会、丝竹空、百劳、首面穴各50次。

（3）用拇指指腹揉捏三焦经的起始穴关冲2~3分钟。揉动的幅度应适中，不宜过大或过小，捏拿皮肤要松紧适宜，避免皮肤从指间滑落。最好与反射区配合按摩。

（4）按摩反射区之前，先用拇指、食指揉搓无名指2~3分钟。无名指是三焦经通过的手指，三焦经掌管内分泌系统，对调节眼压有一定作用。

（5）再用拇指和食指旋转掐揉眼反射区3~5分钟。着力部位要紧密接触，做到轻而不浮、重而不滞。两种手法配合实施，效果会更好。

小贴士

（1）保持愉快的情绪。生气、着急以及精神受刺激，很容易使眼压升高，引起青光眼。所以，平时要保持愉快的情绪，不要生气和着急，更不要为家务琐事焦虑不安。

（2）保持良好的睡眠。睡眠不安和失眠都容易引起眼压升高，诱发青光眼，老年人睡前要洗脚、喝牛奶，帮助入睡，必要时可服用药物助眠，尤其是眼压较高的人，更要睡好觉。

（3）避免过劳。不管是体力劳动还是脑力劳动，身体过度劳累易使眼压波动，所以要注意生活规律、劳逸结合，避免过劳。

（4）不要暴饮暴食。暴饮暴食或大吃大喝，都会使眼压升高，诱发青光眼。

（5）常摸自己的双眼、看灯光。青光眼的特点是眼球发硬、看灯光有虹圈，发现后应及早治疗。

（6）防止便秘。便秘时，常有眼压增高的现象，要养成定时大便的习惯，并多吃蔬菜、水果。

（7）坚持体育锻炼。体育锻炼能促进血液循环，眼底瘀血减少，房水循环畅通，眼压降低。但不宜做倒立，以免使眼压升高。

咽喉肿痛

咽喉肿痛是口咽和喉咽部病变的主要症状，以咽喉部红肿疼痛、吞咽不适为特征，又称“喉痹”。咽喉肿痛见于西医学的急性扁桃体炎、急性咽炎和单纯性喉炎、扁桃体周围脓肿等。中医认为是肺、胃两经郁热上壅和肾阴亏耗、虚火上炎所致，临床上分为风热、实热和虚热咽喉肿瘤。

1.取穴

（1）经穴与经外奇穴：风池、天突穴。

2.按摩

（1）首先按压喉咙四周的穴位。仰卧效果较佳。先用食指或中指由上向下按压天突穴。

（2）再用拇指、食指及中指仔细按压，消除肌肉紧张。

小贴士

（1）马兰头30～60克，水煎经常服用。

（2）雪梨3个，捣烂，加蜂蜜50克，水煎服，1日分2次服。

（3）鲜橄榄（去核）60～120克，捣烂绞汁，频频咽服。

（4）百合10克，绿豆15克，同煮加糖食用。

（5）鲜猕猴桃3个，去皮，每日分3次吃。

上睑下垂

上睑下垂系指提上睑肌（动眼神经支配）和平滑肌（颈交感神经支配）的功能不全或丧失，以致上睑呈现部分或全部下垂，轻者遮盖部分瞳孔，严重者瞳孔全部被遮盖，不但有碍美观和影响视力，先天性上睑下垂患者还可造成重度弱视。

1.取穴

（1）经穴与经外奇穴：印堂、睛明、鱼腰、丝竹空、太阳、瞳子髎、完骨、风池穴。

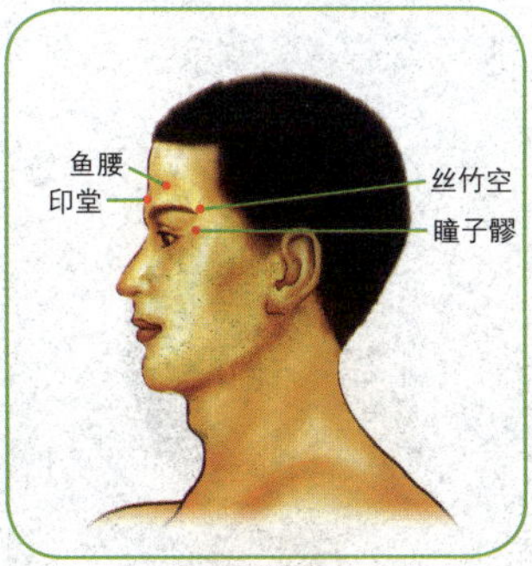

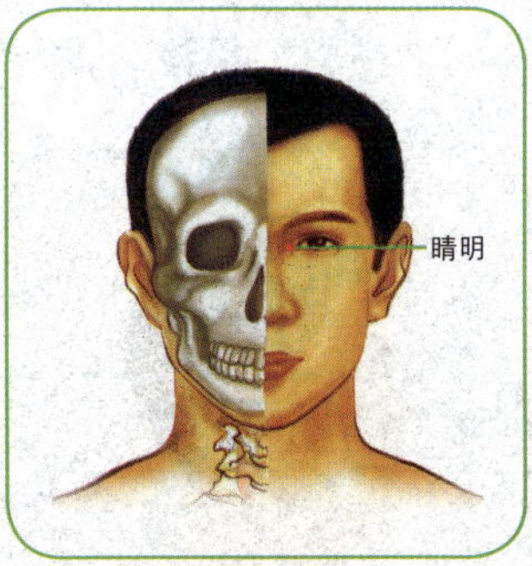

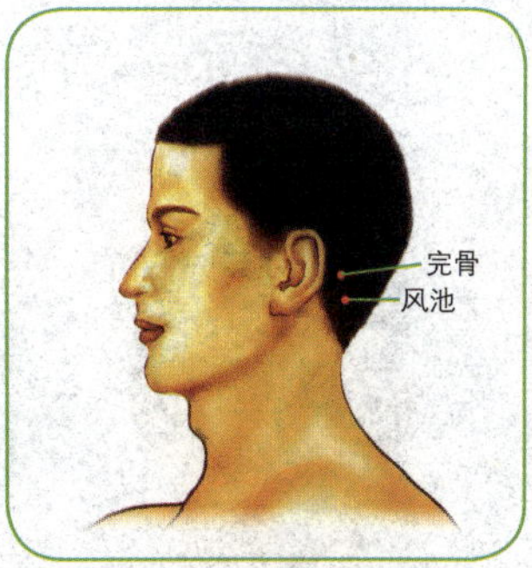

2.按摩

（1）患者取仰卧位，术者坐于其头顶前方。用双手拇指指腹从印堂至睛明穴。

（2）再沿上眼眶下缘经鱼腰、丝竹空、太阳穴做一指禅推法8遍。

（3）重点按摩睛明、鱼腰、丝竹空、太阳穴半分钟，然后术者用双手拇指指腹做环状抹眼眶8遍。

（4）术者用左手轻扶患者前额部，右手拇指和食指指腹按揉两侧完骨穴，风池穴各半分钟。

（5）用双手食指指腹按揉双侧翳风穴各半分钟并按揉颈肌两侧，共做8遍。

小贴士

（1）术后7天内尽量避免手术部位沾水。

（2）保证手术部位清洁。

（3）避免进食刺激性食物，如辣椒等。严格遵医嘱服药及复诊。

迎风流泪

每个人都有分泌泪液的泪腺和排出泪液的泪道（包括泪小点、泪小管、泪囊和鼻泪管）。在正常情况下，泪液一部分被蒸发，一部分便通过泪道流入鼻腔内。有些人对寒冷刺激比较敏感，当眼睛受到冷空气刺激时，泪腺分泌功能增强，但由于泪小管遇到冷风刺激时，眼部括约肌发生痉挛性收缩。因此．本来就比较细的泪小管无法把过多的泪液排出去，便出现了流泪现象。实际上，这种现象是泪腺因寒冷刺激产生的保护性生理反应，眼球功能性的迎风流泪症。

1.取穴

（1）经穴与经外奇穴：睛明、攒竹、承泣、太阳、风池、瞳子髎、桥弓穴。

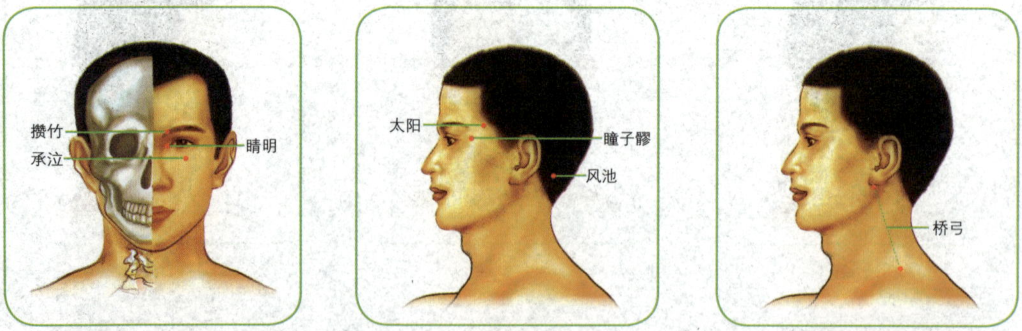

2.按摩

（1）患者取坐位，术者面对患者立其身前，以双手拇指指腹部分抹前额10遍，再按揉睛明、攒竹、承泣、太阳、瞳子髎穴各半分钟。然后抹眼胞10遍。最后分抹左右桥弓10遍。

（2）患者取坐位，术者站其身后偏左侧，以左手轻托患者前额，右手拇指和食指指腹分按左右两侧风池穴各1分钟。

小贴士

（1）要注意个人卫生，不要用脏手揉眼睛。

（2）脸盆、手巾要个人专用。

（3）避免传染沙眼、结膜炎等。

（4）一旦患沙眼或结膜炎，要及时点眼药水并长期坚持。

口腔溃疡

口腔溃疡，又称“口疮”，是发生在口腔黏膜上的表浅性溃疡，可从米粒至黄豆大小、成圆形或卵圆形，溃疡面凹，周围充血。溃疡具有周期性、复发性及自限性等特点，好发于唇、颊、舌缘等。病因及致病机制不明，诱因可能是局部创伤，精神紧张，食物、药物、激素水平改变及维生素或微量元素缺乏。属于系统性疾病，遗传、免疫及微生物在发生、发展中可能起重要作用。治疗主要以局部治疗为主，严重者需全身治疗。

1.取穴

（1）经穴与经外奇穴：颊车。

2.按摩

用双手中指指腹点按双侧颊车穴各1分钟。然后借助牙刷按摩，用清水漱口后，用牙刷在溃疡处刷摩10遍，再用清水漱干净，反复3遍。

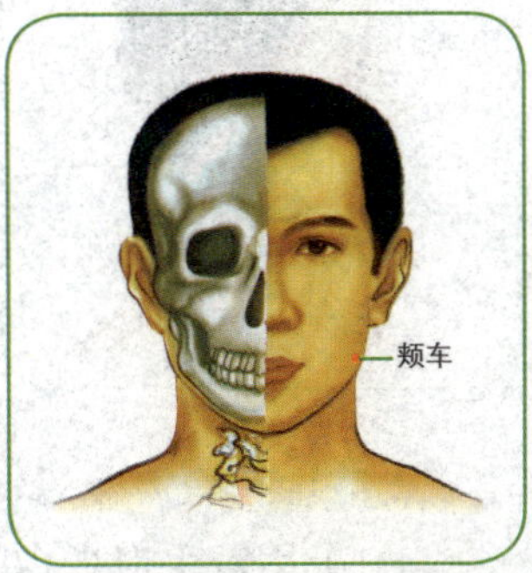

小贴士

（1）清洁口腔后，用消毒棉签将蜂蜜涂于溃疡面上，暂不饮食。15分钟左右可咽下蜂蜜，再继续涂拭，一天可重复涂拭数遍。

（2）用云南白药外敷口腔溃疡创面，一日2次，一般2~3天痊愈。

（3）将少许白糖涂于溃疡面，每天2~3次。

（4）用棉棒蘸取少许冰硼散涂在患处，2~3天后创口即可愈合。

（5）将大蒜表皮撕掉，取包裹蒜瓣的透明薄膜，敷在口腔溃疡处。

急性结膜炎

急性结膜炎俗称“红眼病”，多发于春季，为季节性传染病，传播途径主要是通过接触传染，往往通过接触患者眼分泌物、与急性结膜炎患者握手或用脏手揉眼睛等被传染。结膜急性炎发生在卫生条件良好的人群中，由病毒、细菌或变应性引起，可有混合感染和原因不明者，也可能与感冒和疹病伴同存在。结膜炎也可由风、粉尘、烟和其他类型的空气污染、电弧、太阳灯强紫外线和积雪反射刺激引起。角膜或结膜异物存留，角膜擦伤或溃疡可在良好的焦点光放大、荧光素染色以及钴蓝光照明检查后排除。

1.取穴

（1）经穴与经外奇穴：太阳、印堂、攒竹、晴明、风池、翳风穴。

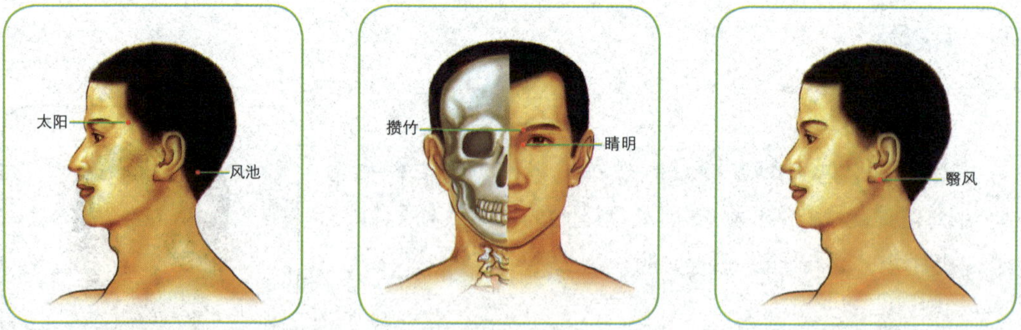

2.按摩

（1）用双手拇指指腹做一指禅推抹前额部10遍。

（2）再点按印堂、太阳、攒竹、晴明穴各半分钟。

（3）用左手轻扶前额，右手拇指和食指甲部掐风池、翳风穴各半分钟，再用右手拇指和食指指腹按揉两穴各半分钟。

（4）双手食指微屈，以食指桡侧缘从内向外推抹上下眼眶各10遍。

小贴士

急性结膜炎传染性强，如不重视隔离消毒，可能造成流行。学校、托儿所等集体单位更要积极防治，做好卫生宣教工作。个人应爱清洁，不用手揉眼。

（1）注意保持眼部清洁卫生，及时擦去眼部分泌物。

（2）避免不必要的串门和聚会，少去公共场所。

（3）戒除烟酒等不良嗜好，忌食辛辣食物及牛羊肉等。

（4）接触病患后要洗手，患者用过的毛巾、手帕、面盆等应分开，并煮沸消毒。

（5）加强游泳池管理，急性结膜炎患者不得进入；游泳后应滴消炎眼药水，以防止感染。

偏头痛

偏头痛是一种反复发作的搏动性头痛，发作前常有闪光、视物模糊、肢体麻木等先兆，同时可伴有神经、精神功能障碍。偏头痛是一种可逐步恶化的疾病，发病频率越来越高。另外，本病在安静、黑暗的环境或睡醒后可缓解。在头痛发生前或发作时可伴有神经、精神功能障碍。

1.取穴

（1）经穴与经外奇穴：额厌、太阳、悬颅、率谷、悬厘、完骨、风池、天柱等穴。

2.按摩

（1）大多数偏头痛是因为脖子后侧的“天柱”以下部位僵硬之故，找到僵硬部位后，患者可以一手支撑前头部，另一手的拇指或食指指腹按压，帮助血液循环顺畅，使僵硬感消失，头痛症状自然解除。

（2）大多数偏头痛产生在以上所示穴位上。要确定头痛部位，可以先用指尖按压。如果在某处有胀痛感，则说明此处为头痛中心。之后以确定的穴道为中心，将中指重叠在食指上，用力压揉，疼痛可逐渐消失。

小贴士

（1）患者应该从心理上彻底放松。保持有规律的生活，保持情绪稳定。

（2）避免进食刺激性和诱发头痛的食物。

（3）切不可依赖去痛片。

紧张性头痛

紧张性头痛又称“肌收缩性头痛”，是一种头部紧束受压的痛感，更典型的是具有束带感。紧张性头痛多与日常生活中的应激有关，但如持续存在，则可能是焦虑症或是抑郁症的特征性症状之一。

紧张性头痛患者的额头、太阳穴和脖子周围的肌肉发生持续性收缩，头部好像被箍住似地疼痛，脖子和肩膀也会有僵硬与压痛感。

1.取穴

（1）经穴与经外奇穴：完骨、风池、天柱、肩井等穴。

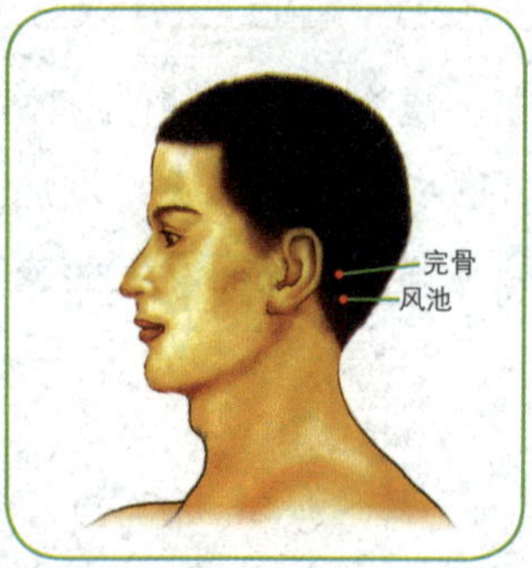

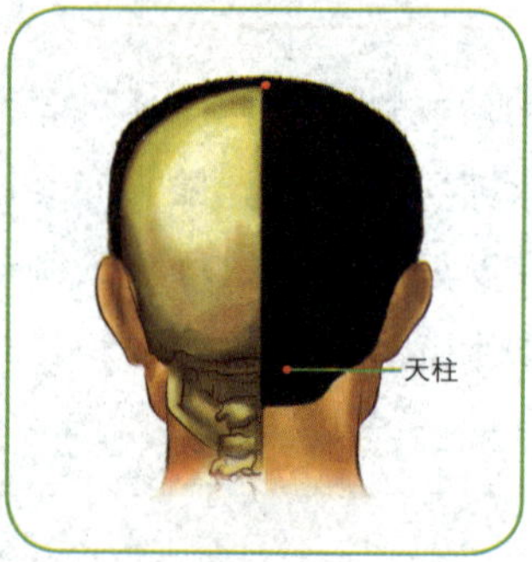

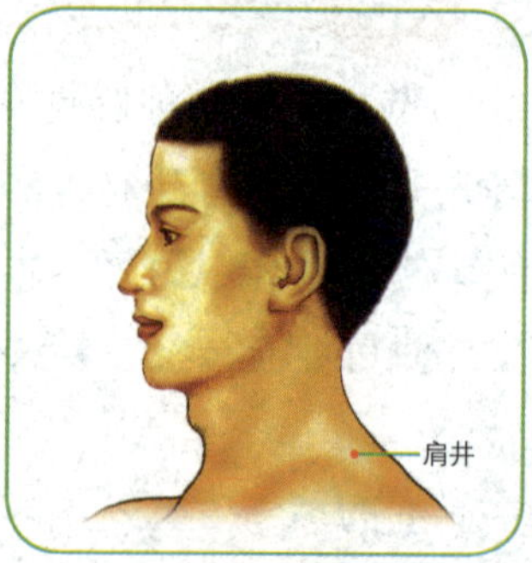

2.按摩

（1）紧张性头痛患者可以按摩以上穴位，但值得注意的是，经穴的位置因人而异。因此，要先确定穴位附近的压痛点。

（2）指压后颈部的僵硬部位时，双手拇指按在患者两边的肩膀，手臂伸直并以身体重量按压。值得注意的是，按压后颈部的僵硬部位时，一定要仔细按摩使之消失。

（3）按摩胸锁乳突肌时，要以拇指、食指夹揉，直到僵硬感消除。

小贴士

（1）要注意早晚保暖，注意衣服增减。

（2）饮食上要注意多食用酸甘养阴之物，如西红柿、百合、青菜、草莓、橘子等。

（3）忌食辛辣、油腻的食物。

（4）要调节情绪，不要给自己过多压力。

高血压性头痛

高血压产生头痛的机制可表现为三种类型。第一型是由于高血压的机械作用，使血管异常扩张，动脉壁的痛觉感受器刺激引起的头痛，表现为头部钝痛、搏动性跳痛，局限于一侧或两侧的前头部及后头部，也可弥散于全头部，属非偏头痛性血管性头痛。第二型是由于头部肌肉反射性收缩，头部周围紧箍样疼痛，多位于枕下颈部疼痛，伴轻度颈强。第三型是由于大脑功能紊乱，引起颅内血管舒缩障碍，产生全头弥漫性胀痛及钝痛。

1.取穴

（1）经穴与经外奇穴：人迎、天柱、风池穴。

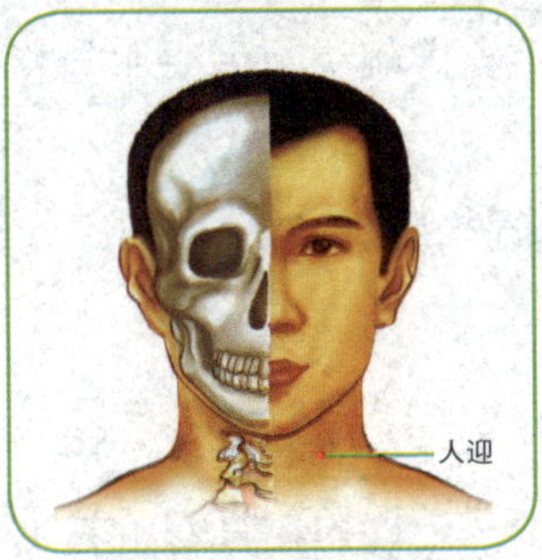

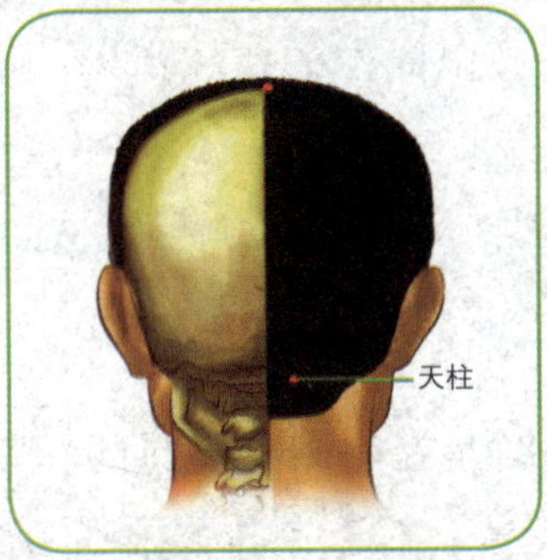

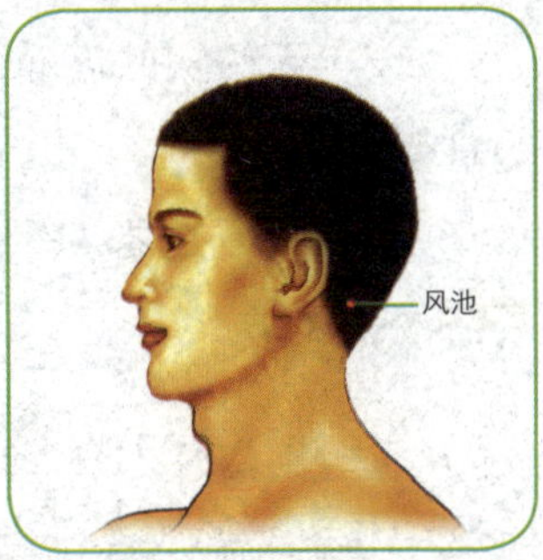

2.按摩

（1）将下巴抬高，食指按在人迎穴上，微微用力，默数3秒后放开，如此重复2～3次即可。

（2）用一手拇指支撑额头，另一手拇指指压后头部穴位，全身放松，以适当的压力将僵硬揉到消失为止。

（3）用指尖从胸锁乳突肌顺着颈部肌肉揉下去。

（4）肩膀僵硬则要利用食指、中指、无名指稍用力压，使僵硬的情况消失。

小贴士

（1）调整生活方式，减肥、低盐和低脂饮食。

（2）戒烟，控制动脉粥样硬化的危险因素。

颈部异常引起的头痛

颈椎是支撑头部的重要部位，而且头部的主要神经都来自颈部，所以颈部出现异常很容易引起头痛。因颈部异常而引起头痛的患者多有脖子僵硬、活动不灵活，头部或颈部一般都受过外伤。特点主要为反复在枕部、头顶、太阳穴、前额或眼眶周围出现钝痛或酸痛，同时伴有颈部上部疼痛。

1.取穴

（1）经穴与经外奇穴：风池、天柱、肩井等穴。

2.按摩

（1）先将热毛巾或热水袋等放到颈部，热敷 5 ~ 10 分钟，敷好后把颈部的水擦干。

（2）拇指按压以上穴位，以舒适的力量慢慢加压，默数 10 秒后放开。

（3）天柱穴的疼痛部位应以同样的要领指压。用一手支撑额头，另一手拇指与食指夹揉。

（4）肩井穴要以体重加压，改善血液循环，从而获得轻松感。

小贴士

（1）人每天有 6~9 小时是在睡眠中度过的，因此，选择合适的枕头，睡眠中将头颈部放在适当的位置，对于预防颈椎和颈部肌肉劳损性疾病具有重要意义。

（2）工作中要经常变换姿势，避免同一姿势持续时间过久。坚持工间操，必要时需更换工种。

（3）避免过度脑力劳动和长期精神紧张。

眼部异常引起的头痛

头痛与眼睛疲劳、远视、散光、老花眼等有着密切的关系，如长时间看小字、昏暗中勉强看东西等，会因视网膜过度紧张而产生持续性头痛或肩部产生僵硬。

眼部异常引起的头痛出现在眼球深部及前额部，起病较急，呈钝痛、酸胀痛或刺痛，多为持续性，程度轻重不一，多数头痛较经，伴有视力下降、眼花等眼部变化。

1.取穴

（1）经穴与经外奇穴：百会、悬颅、悬厘、攒竹、太阳、曲鬓、风池、天柱、上关等穴。

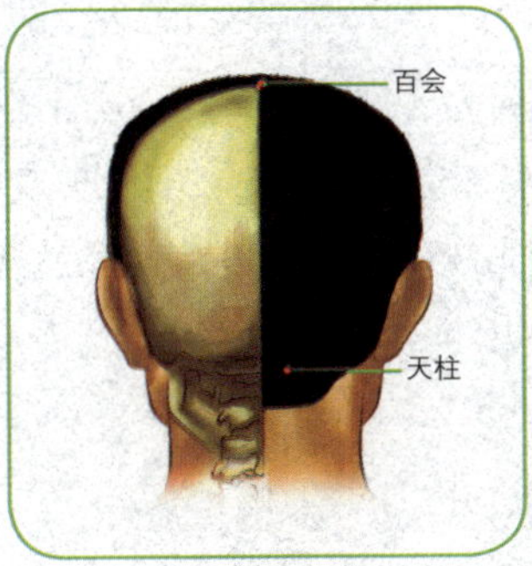

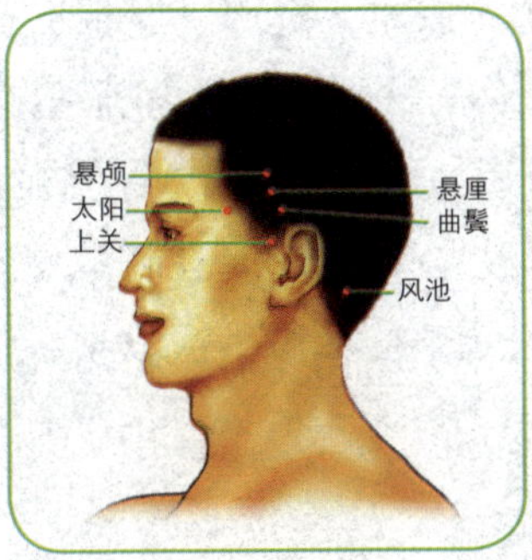

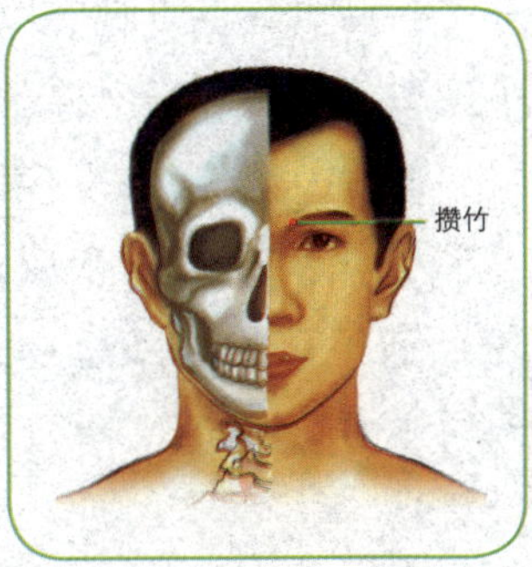

2.按摩

（1）眼睛深处隐隐作痛时，以按摩太阳、悬颅、悬厘、曲鬓等穴位为主。患者仰卧，闭眼并放松身体，中指指腹按压以上穴位，以感到酸痛为宜，默数10秒，然后松手，如此反复做2~3次。

（2）头重时，可按摩天柱、风池、上关等穴位。患者仰卧，闭眼并放松身体，中指指腹按压以上穴位，以感到酸痛为宜，默数10秒，然后松手，如此反复做2~3次。

（3）眼睛充血时，以百会、攒竹穴为中心做指压。指压时，把双手拇指重叠按压，默数10秒后放开，压后以冷毛巾冷敷双眼，疼痛症状会有所缓解。

小贴士

（1）劳逸结合，保护眼睛。过度用眼者，用眼1小时必须休息5分钟。

（2）注意休息，保证充足睡眠。

（3）注意营养均衡，多吃坚果类食物，要多吃富含钙、蛋白质的食物，避免偏食，控制甜食。

胃下垂

胃下垂是指胃下降至不正常的位置，本症多发生于身体瘦弱、胸廓狭长的人，或曾经体胖，但急骤瘦弱之人或多产妇女。患病后症状有食少乏力、胃脘胀满不舒，食后更甚，自觉有物下坠，按之不舒服，脐下有振水声，日久则头晕怕冷、面色无华、夜寐不安、口苦咽干等，平卧时自觉坠胀感减轻。

祖国医学认为本症一因素体虚弱，或产后气血亏虚、过早劳动；二因饮食不节，暴饮暴食，食后运动过剧，或长期有胃病史，引起胃张力衰退，以致胃腑日渐下垂；三因思虑过度，情志不和，饮食减退，脾胃虚弱，中气下陷，以致胃下垂。

1.取穴

（1）经穴与经外奇穴：百会、头维、百劳、四神聪、风岩穴。

（2）头穴：胃区、强壮区、胸腔区、足运感区。

（3）面穴：脾穴、胃穴。

（4）耳穴：胃、交感、皮质下、脾、肝、神门。

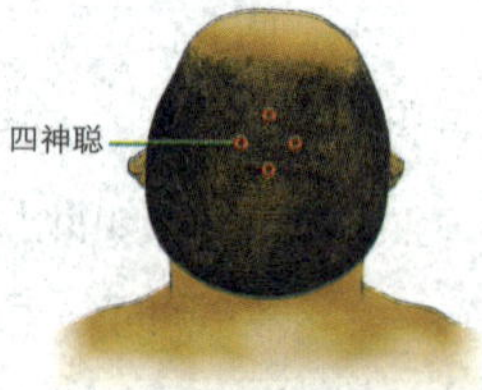

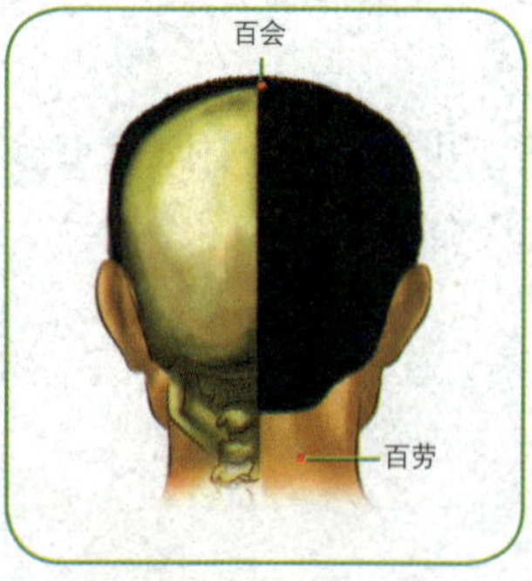

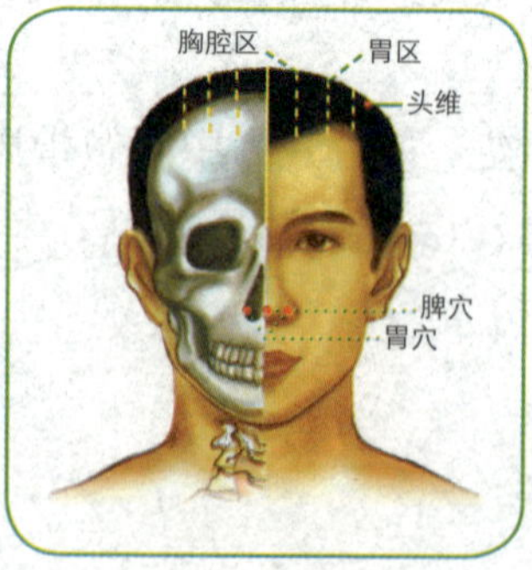

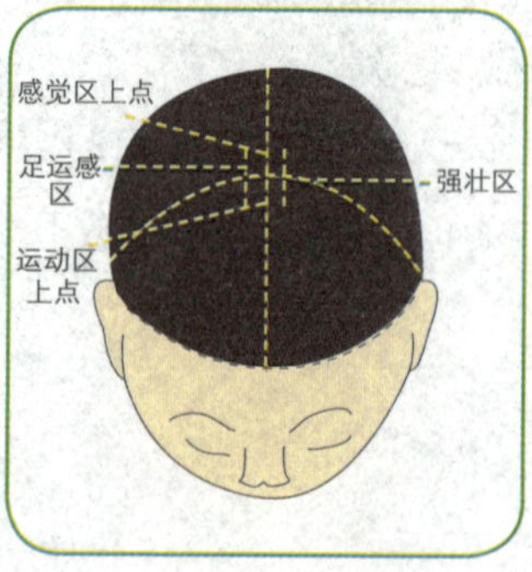

2.按摩

（1）按揉百会穴400～500次，力度适中。

（2）按揉头维50～100次，力度以产生胀痛感为宜。

（3）按揉百劳、四神聪、风岩各100～200次，力度适中。

（4）按揉脾穴、胃穴各200～300次，力度偏重。

（5）用拇指指桡侧推上胃区、强壮区各300～500次。

（6）直推足运感区、胸腔区各50～100次。

（7）用中指指端叩击胃区、强壮区各50～100次，力度轻重兼施，以柔和为主。

（8）棒推胃穴4分钟，频率为每分钟120次，力度以轻缓、柔和为主。

（9）揉捏皮质下3分钟，频率为每分钟90次，力度要轻。

（10）棒点脾穴、肝穴、交感、神门各3分钟，频率为每分钟180次，力度轻重兼施。

小贴士

（1）坚持按摩能增强体质，预防胃下垂的发生及治疗轻度胃下垂；重度胃下垂患者经长期自我按摩，亦能收到满意效果。

（2）节制饮食，舒畅情志，防止暴饮暴食、酗酒、大怒、忧思、过度疲劳和胃部受凉等。

（3）保持乐观心态，避免发怒、烦燥、忧郁等不良情绪。

慢性胃炎

慢性胃炎是指由不同病因引起的慢性胃黏膜炎性病变或萎缩性病变，病理变化多局限于黏膜层。病程缓慢，反复发作且难愈。

慢性胃炎与吸烟、饮酒等外来刺激有较大关系。本病属中医“胃脘痛”范畴，脾阳不足，或贪食生冷，致阴寒内盛；情志不畅，郁怒不畅，郁怒伤肝，肝气或肝火犯胃；嗜食辛辣或肝火耗伤胃阴；肝郁气滞，日久使血行不畅，淤停于胃而发病。

1.取穴

（1）经穴与经外奇穴：百会、风池、头维、风岩、顶上回毛、插花等。

（2）头穴：感觉区、胃区、胸腔区等。

（3）面穴：脾穴、胃穴、脐穴等。

（4）耳穴：神门、交感、胃、脾、肝、小肠、腹等。

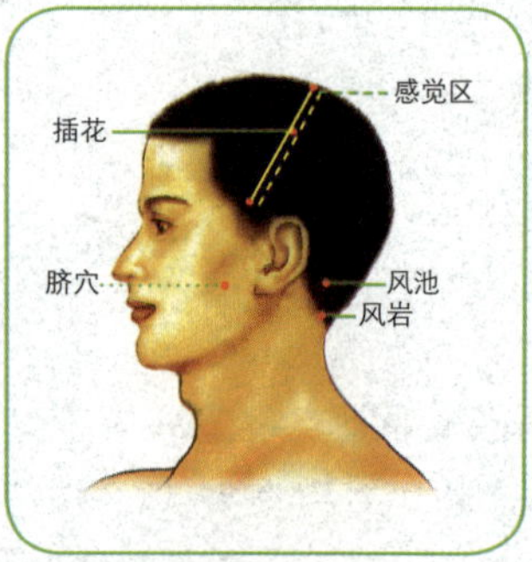

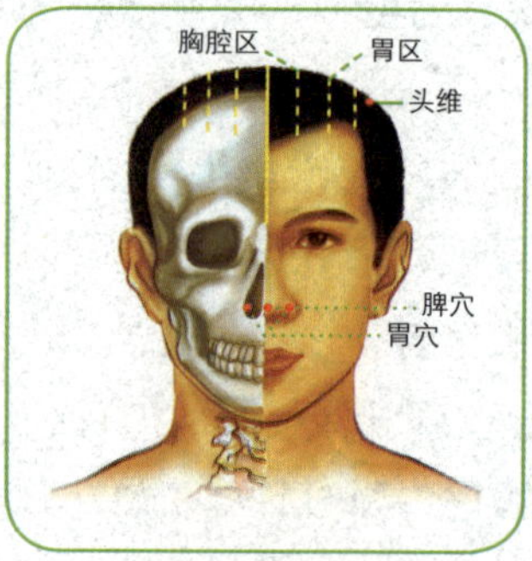

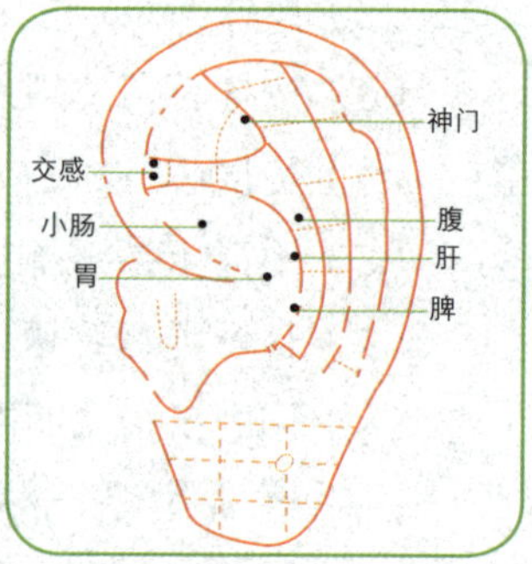

2.按摩

（1）按揉百会、头维、风池、顶上回毛、风岩、插花各30～50次。

（2）按揉胃穴、脾穴、脐穴各100～200次。

（3）用拇指指桡侧缘向下直推感觉区、胃区、胸腔区各200次。

（4）用中指指端叩击胃区200～300次，叩击感觉区、胸腔区各50～100次。

（5）棒推耳部胃穴、交感穴、神门、肝、腹等各6分钟，频率为每分钟75次，手法宜柔和。

（6）指揉耳甲艇部5分钟，频率为每分钟75次，手法宜柔和。

小贴士

（1）宜慢。细嚼慢咽可以减少粗糙食物对胃黏膜的刺激。

（2）宜节。饮食应有节律，切忌暴饮暴食及食无定时。

（3）宜洁。注意饮食卫生，杜绝外界微生物对胃黏膜的侵害。

（4）宜细。尽量做到进食较精细、易消化、富有营养的食物。

（5）宜清淡。少食肥、甘、厚、腻、辛辣等食物，少饮酒及浓茶。

慢性鼻炎

慢性鼻炎是一种常见的发生在鼻腔黏膜及黏膜下层的慢性炎症，以青少年多见。病因多由急性鼻炎反复发作或治疗不彻底造成，表现为鼻黏膜的慢性充血肿胀，称为“慢性单纯性鼻炎”；若发展为鼻黏膜和鼻甲骨增厚，称为“慢性肥厚性鼻炎”。

中医学认为慢性鼻炎主要与肺功能有关，因为“鼻为肺之窍”，鼻的各种功能正常，主要依赖肺气的作用。头部按摩能宣肺通窍，清热消炎，增强鼻的抗病能力。

1.取穴

（1）经穴与经外奇穴：百会、通天、风池、天柱、迎香、睛明、囟会、口禾髎、印堂、太阳穴。

（2）头穴：鼻咽口舌区、足运感区、通顶区、胸腔区等。

（3）面穴：首面穴、心穴、咽喉穴等。

（4）耳穴：内鼻、肾上腺、额等。

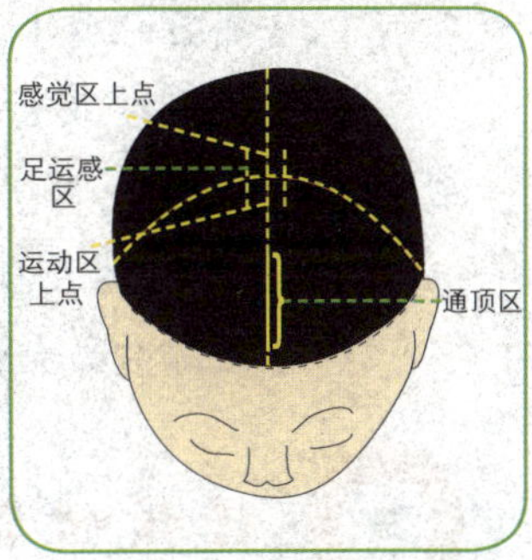

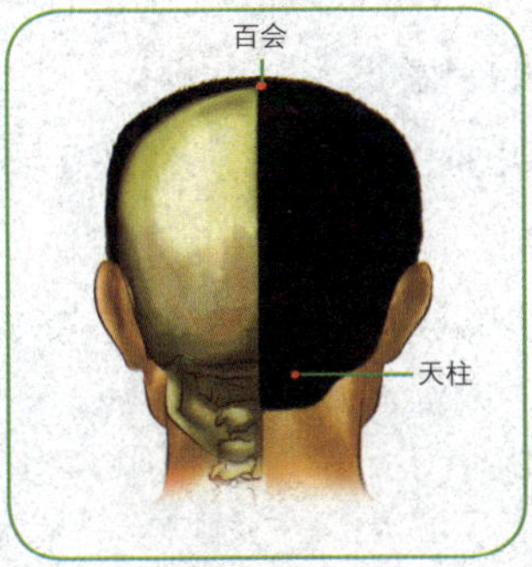

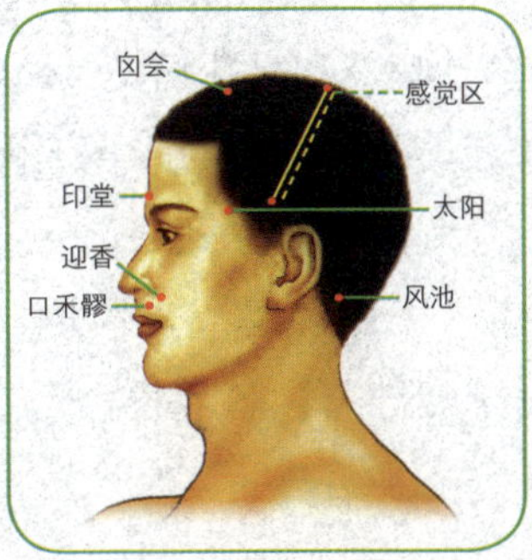

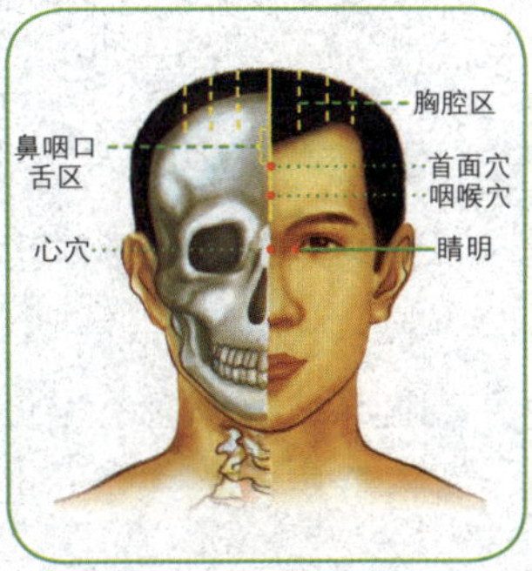

2.按摩

（1）按压头部的百会、通天穴各30～50次，力度稍重，以胀痛为宜。

（2）按揉风池、天柱、睛明、迎香、印堂、巨髎、囟会、口禾髎等各30～50次，力度轻柔、平缓。

（3）用双手拇指罗纹面按揉太阳、印堂各30～50次，力度适中。

（4）用双手拇指指桡侧缘交替推印堂至囟会100次。

（5）按揉首面穴、心穴、咽喉穴各30～50次。

（6）推按鼻咽口舌区、足运感区、胸腔区、通顶区各100次。

（7）叩击鼻咽口舌区、咽喉穴各50～100次。

（8）指揉耳部内鼻穴3分钟，频率为每分钟60次，力度轻重兼施，以偏重为主，但要适度。

（9）棒揉肾上腺穴3分钟，频率为每分种60次，力度轻柔、缓和。

（10）棒推额穴3分钟，频率为每分钟75次，力度适中。

小贴士

（1）不宜吃羊肉、辣椒与饮酒等。

（2）不宜吃萝卜，宜吃山药等。

（3）干燥性或萎缩性鼻炎患者，不宜吃辛辣、燥热食物，宜多吃水果、蔬菜、蜂蜜等。

（4）肥大性鼻炎患者忌食寒冷滋腻食物，如肥肉、蟹、田螺、河蚌及多盐饮食。

（5）萎缩性鼻炎患者不宜抽烟、饮酒和食辣椒、火锅等上火、辛辣食物。

慢性咽炎

咽炎是咽部黏膜和淋巴组织的炎症，临床分为急性咽炎和慢性咽炎，均为中年人常见病。在秋冬及冬春之交，急性咽炎和慢性咽炎急性发作的患者很多。

慢性咽炎多数为急性咽炎反复发作而致，少数则因鼻炎而用口呼吸，干燥空气长期刺激咽部，或因烟酒、粉尘刺激等因素致病。

慢性咽炎特点是咽部疼痛、干燥、发痒、灼热、异物感、声音粗糙嘶哑或失音，咽部黏膜充血、增厚，由于咽部有黏腻液状物附着，可引起咳嗽、吐黏痰。

1.取穴

（1）经穴与经外奇穴：翳风、廉泉、风池、下关、太阳、百劳、桥弓等。

（2）头穴：足运感区、通顶区、鼻咽口舌区、运用区等。

（3）面穴：首面穴、咽喉穴、肝穴、胆穴等。

（4）耳穴：咽喉、扁桃腺、耳轮部。

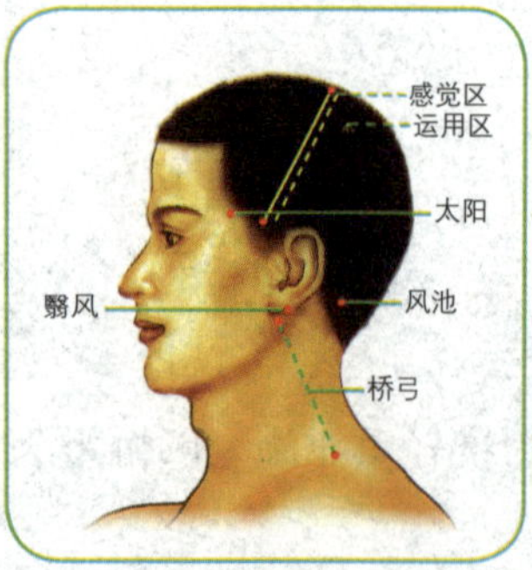

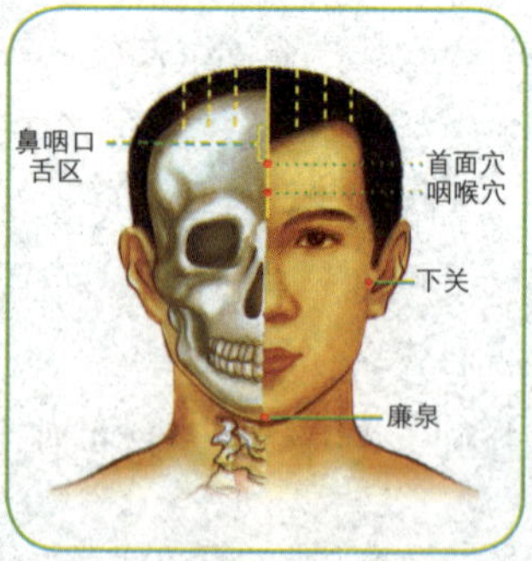

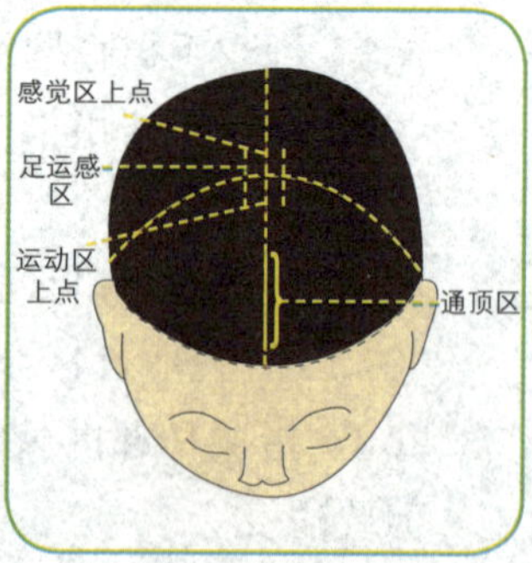

2.按摩

（1）按揉太阳穴50次，向前、后各25次，力度以产生胀痛感为宜。

（2）用中指指腹点揉翳风、廉泉、下关、咽喉穴各50～100次。

（3）按揉百劳、首面穴、咽喉穴、肝穴、胆穴各30～50次。

（4）用拇指指桡侧缘推按运用区、足运感区、通顶区、鼻咽口舌区各50～100次。

（5）用拇指指腹推下桥弓左右各10次。

（6）用中指指端叩击咽喉穴、鼻咽口舌区各50～100次。

（7）拿捏风池穴10～20次。

（8）揉捏耳部的扁桃体穴3分钟，频率为每分钟60次，力度以轻柔为主。

（9）拿捏耳轮部3分钟，频率为每分钟60次，力度适中。

小贴士

（1）多吃富含胶原蛋白和弹性蛋白的食物，如猪蹄、猪皮、蹄筋、鱼类、豆类、海产品等，有利于慢性咽炎损伤部位的修复。

（2）多摄入富含B族维生素的食物，如动物肝脏、瘦肉、鱼类、新鲜水果、绿色蔬菜、奶类、豆类等，有利于促进损伤咽部的修复，消除呼吸道黏膜的炎症。

（3）少吃或不吃煎炸、辛辣等刺激性食物，如油条、麻团、炸糕、辣椒、大蒜、胡椒粉等。

慢性喉炎

慢性喉炎是一种常见的喉部疾病，主要表现为声带、室带的慢性炎症病变。病因可为急性喉炎反复发作，未经适当治疗；长期发音不当或过度用嗓；经常遭受有害气体、粉尘的刺激或烟酒过度；邻近器官的慢性炎症，如慢性鼻窦炎、咽炎等。表现为声嘶、喉部分泌物增多等，可分为慢性单纯性喉炎、肥厚性喉炎、萎缩性喉炎、结节性喉炎（声带小结）。

1.取穴

（1）经穴与经外奇穴：太阳、下关、翳风、印堂、神庭、攒竹穴。

2.按摩

（1）以双手中指指腹交替由印堂推至神庭穴10遍。

（2）以双手中指指腹由额中向两侧分推至太阳穴10遍。

（3）以双手拇指指腹点按攒竹、翳风、下关、太阳穴各1分钟。

（4）以右手拇指指端点按印堂、神庭穴各1分钟。

小贴士

（1）饮食应以凉性和平性食物为主，少食或不食大蒜、辣椒、白酒等刺激性食物。因为这些食物容易诱发或加重黏膜充血，这对咽喉来说，无异于火上加油。

（2）多吃一些具有清热、生津作用的新鲜蔬菜、水果，如梨、甘蔗、西瓜、萝卜、丝瓜、无花果、荸荠、藕、冬瓜、香蕉、百合等。

（3）适度增加蛋白质的摄入，提高人体免疫力。患者应适当增加鱼类、虾、肉类、奶类等优质蛋白的摄入。在补充蛋白质时，要注意少吃羊肉、狗肉等过于温热的食物，否则容易加重咽喉不适的症状。

慢性肾炎

慢性肾炎，也称“慢性肾小球肾炎”，是指由各种病因引起的不同病理类型的双侧肾小球弥漫性或局灶性炎症改变，是临床起病隐匿、病程较长、病情多发展缓慢的一组原发性肾小球疾病的总称，故严格说来不是一种独立性性疾病。中医学认为本病属“水肿”“虚劳”等范畴。

1.取穴

（1）耳穴：肾穴、膀胱穴。

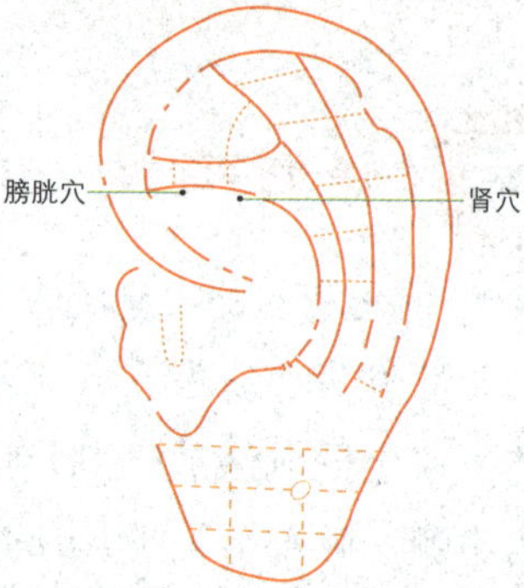

2.按摩

（1）按揉肾穴3分钟，频率为每分钟60次。

（2）按揉膀胱穴3分钟，频率为每分钟60次。

小贴士

（1）视患者有无高血压及浮肿，分别给予低盐、无盐饮食。

（2）肾功能代谢良好时，每日可供应蛋白质80～120克，以补偿长期蛋白尿造成的损失；存在肾功能不全、氮质血症时，应限制蛋白质的摄入，每日每千克体重供给蛋白质0.5克。

（3）为了保证热量的充足供应，一般限制糖类及脂肪。

（4）膳食中应增加维生素B、维生素B_2、维生素A及维生素C等营养素。

（5）不需限制水分，可饮用橘汁、西瓜汁、橙汁等果汁和菜汁。

（6）伴有高血压或高脂蛋白血症者，需限制膳食中的饱和脂肪酸与胆固醇的含量。

（7）伴有贫血者，应多食含铁丰富的肝、腰、蛋黄、动物血、花生米、黑木耳、黑芝麻等。

（8）宜吃米饭、馒头、麦淀粉(即小麦粉加水反复揉搓，提取了面筋剩余下来的淀粉)、藕粉、牛奶、鸡蛋、猪肉末、鸡肉、鸭肉、鱼类、新鲜果蔬。

（9）少吃盐腌食品。有持续少尿和高血钾时，避免吃含钾高的食品，如各种水果等。肾功能不全时，应控制动物蛋白质的摄入。

慢性支气管炎

慢性支气管炎是一种常见病、多发病，常为病毒感染，继之合并细菌感染。主要临床表现有慢性或反复性咳嗽、咯痰，冬季加重，夏季缓解，持续2年以上。部分患者有哮喘症状，称为“喘息性支气管炎”。

由于慢性支气管炎的影响，患者体质减弱，免疫力逐渐下降，遇寒冷天气或天气变化易患感冒，而感冒又会诱发慢性支气管炎的急性发作，形成恶性循环。

1.取穴

（1）经穴与经外奇穴：迎香、百会、上星、桥弓、百劳等。

（2）头穴：运动区、感觉区、胸腔区、鼻咽口舌区等。

（3）面穴：肺穴、脾穴、肾穴等。

（4）耳穴：对屏尖、肺、气管。

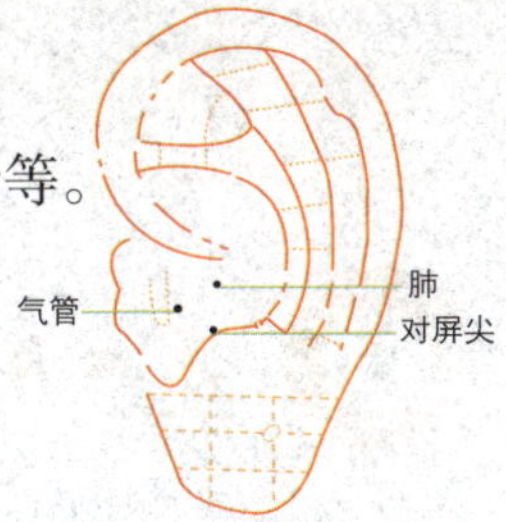

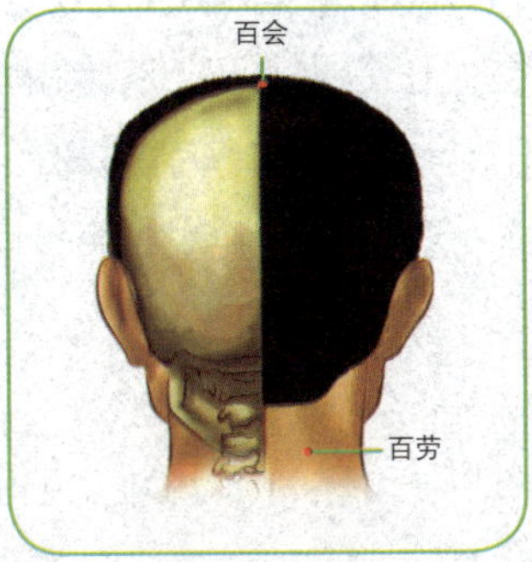

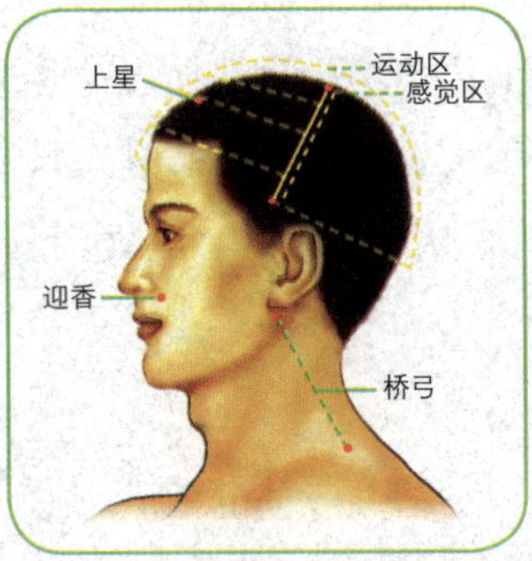

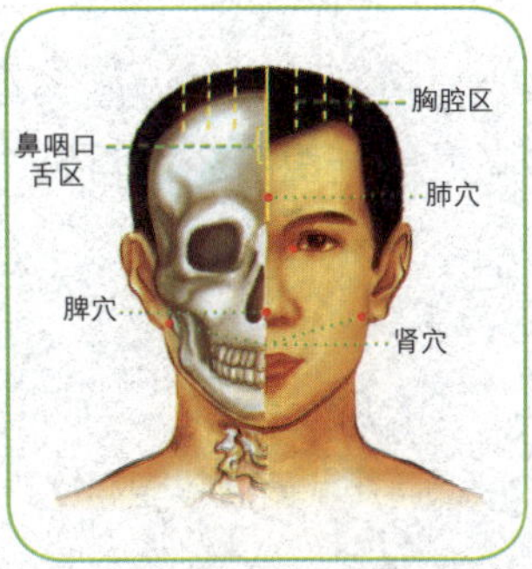

2.按摩

（1）用双手中指指腹点按左右迎香穴各50～100次。

（2）用右手拇指指腹点按上星、百会、百劳、囟会各50～100次。

（3）用双手拇指指腹部抹桥弓20～30次。

（4）用右手食指和中指擦鼻两侧30次。

（5）从前向后推按胸腔区、鼻咽口舌区各150～200次。

（6）按揉肺穴、脾穴、肾穴各50～100次。

（7）揉捏对屏尖6分钟，频率为每分钟90次，力度以轻柔为宜。

（8）棒点耳部肺穴、气管穴各5分钟，频率为每分钟120次，力度适中。

（9）头面部按摩每天2次，早晚各1次，1个月为一疗程。

小贴士

（1）加强体育锻炼，提高身体素质，戒除烟酒。

（2）注意保暖，避免受寒，预防感冒。

（3）居住和工作环境安静整洁，空气清新，避免烟雾、粉尘和刺激性气体对呼吸道的影响。

（4）食物不可太咸，忌油炸、易产气的食物，应多吃高蛋白、高热量、高维生素、低脂、易消化的食物，如瘦肉、蛋、奶、鱼、蔬菜和水果等。此外，应少量多次饮水，每日饮水量不少于1 500毫升。

高血压

高血压病是以体内循环动脉血压增高为主的全身性疾病。成年人连续测量血压3次以上，结果均高于140/90毫米汞柱（18.72/12.3千帕）者，就可诊断为高血压。

高血压可分为原发性高血压和继发性高血压。原发性高血压是指查不到病因的高血压，绝大多数高血压患者均为此种类型；继发性高血压是由其他疾病引起的，又称“症状性高血压”。本病患病率较高，且易引起心、脑、肾的并发症。

1.取穴

（1）经穴与经外奇穴：百会、天柱、人迎、天鼎、神庭、攒竹、风池、阳白、率谷、人中、太阳、百劳、四神聪、风岩、印堂、桥弓等。

（2）头穴：晕听区、感觉区、足运感区、生殖区、血管舒缩区、安神区、安宁区等。

（3）面穴：首面穴、心穴、肝穴、肾穴等。

（4）耳穴：降压点、神门、交感、皮质下、肾上腺、心脏等。

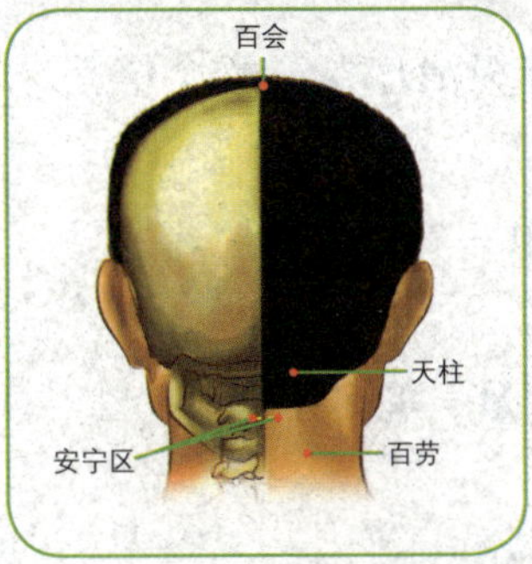

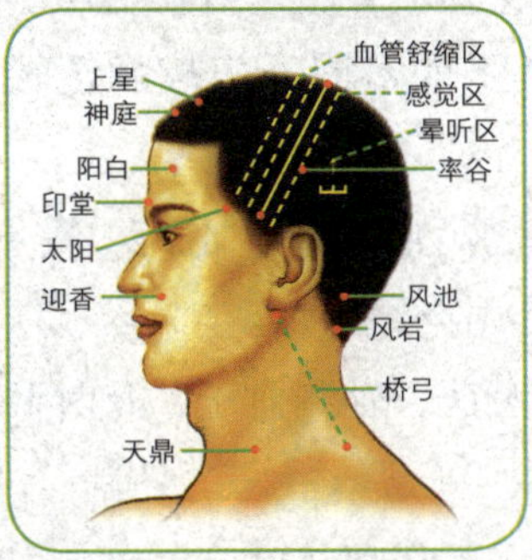

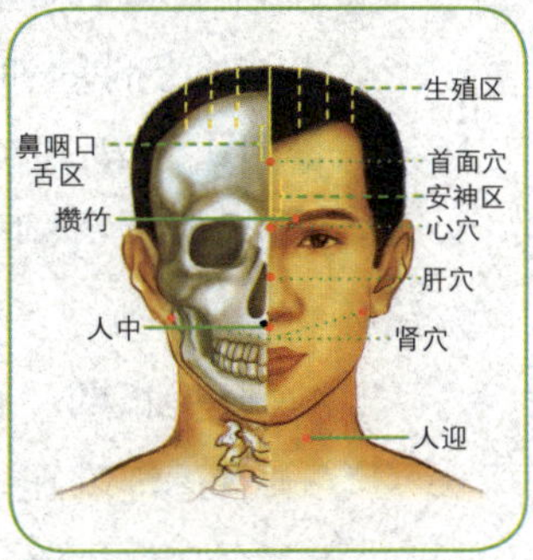

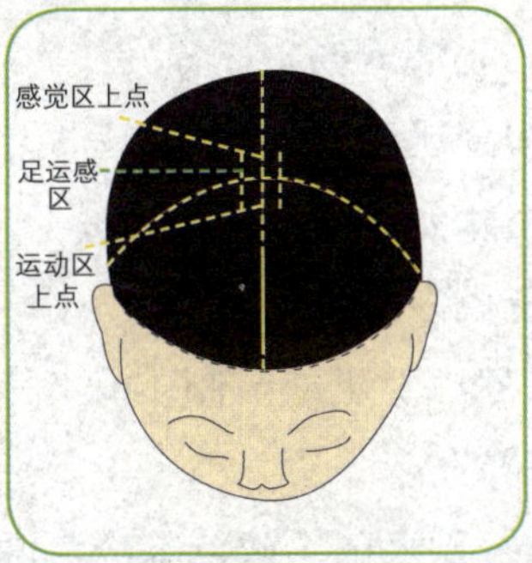

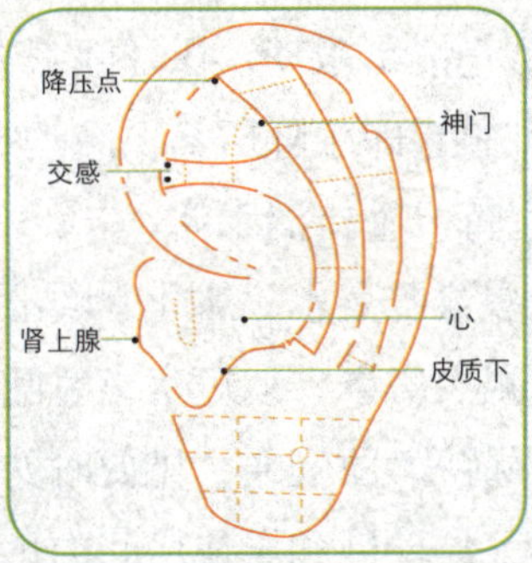

2.按摩

（1）按压百会穴50次，力度适中，以胀痛为宜。

（2）按揉颈部的天柱、人迎、天鼎各50～100次，力度以酸痛为宜。

（3）按揉风府、印堂、四神聪、百劳、风岩、人中各30～50次。

（4）按压首面穴，按揉心穴、肾穴、肝穴各50～100次。

（5）按揉太阳穴30次，均向前按揉。

（6）双手拇指指桡侧缘交替推印堂至神庭30～50次。

（7）用拇指指腹面向下直推桥弓，先左后右，各10～20次。

（8）用双手拇指指腹分推攒竹，经过阳白至两侧太阳穴30～50次。

（9）用拇指指桡侧缘直推晕听区、感觉区、足运感区、血管舒缩区；生殖区、安宁区、安神区各50～100次。

（10）用中指指端叩击血管舒缩区、足运感区、生殖区各30～50次。

（11）拿捏风池10～20次，力度以酸痛为宜。

（12）用双手食指和拇指指端罗纹面着力，相对掐揉或捏揉两耳穴位；或用火柴棒头分别按压两耳中穴位3分钟，频率为每分钟75次，力度以柔和为主。

小贴士

（1）不要盲目降压，须找出病因，对症治疗。

（2）用药剂量和种类不能雷同，应按病情轻重分级治疗，注意个体差异，药量因人而异。

（3）除轻型或刚起病的高血压外，用药尽量不要单一，应联合用药，复方治疗。

（4）坚持长期、合理服药，勤测血压，及时调整剂量，巩固疗效。

（5）宜逐渐降压。

（6）合理服用降压药，不宜骤然停药，以免引起血压升高。

（7）防止情绪激动，保证睡眠充足、心情舒畅。

（8）宜晨起即服降压药，忌睡眠前服降压药。

（9）宜每天坚持温水浴（40℃），浴室温度也不能太低。

（10）多饮矿泉水、冰化水(结冰后融化的水)。

（11）减少房事，缩短房事时间，40岁以上更应节制。

（12）保持大便畅通，排便时勿用力屏气。

（13）工作环境和居住房间的色调最好是绿色、蓝色等冷色调，能使情绪安稳，不易冲动。

低血压

低血压是指体循环动脉血压偏低，收缩压低于等于90毫米汞柱，舒张压低于等于60毫米汞柱，并伴有头晕等不适症状。本病多由慢性消耗性疾病、营养不良、垂体前叶功能减退，心血管疾病等引起，女性患者多于男性。

低血压分急性和慢性两种，急性者多伴随昏厥、休克同时发生；慢性者多因体质消瘦、体位突然变化、内分泌功能紊乱、慢性消耗性疾病及营养不良、心血管疾病或居住高原地区等因素引起。

1.取穴

（1）经穴与经外奇穴：百会、天柱、风池、神庭、人中、攒竹、素髎、承浆、强间、率谷、太阳、百劳、印堂、四神聪等。

（2）头穴：感觉区、晕听区、强壮区、生殖区等。

（3）面穴：首面穴、心穴、肝穴、肾穴、脾穴等。

（4）耳穴：下耳根、肾上腺。

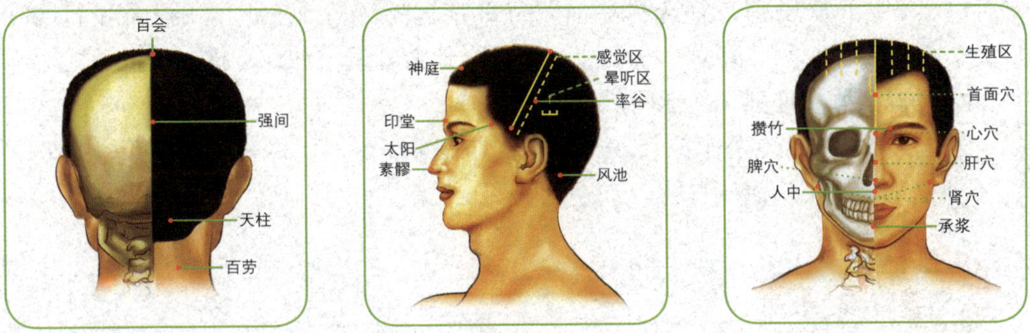

2.按摩

（1）按压百会、天柱各50次，力度稍轻、平稳。

（2）按揉太阳、强间、百劳、印堂、四神聪各30次。

（3）点按人中、承浆、素髎各50次。

（4）按首面穴、揉肾穴、心穴、脾穴、肝穴各50～100次。

（5）用拇指指桡侧缘向上直推晕听区、感觉区、强壮区、生殖区各100次。

（6）用双手拇指指端分推攒竹，至两侧太阳穴30～50次。

（7）用双手拇指指桡侧缘交替推印堂至神庭30次。

（8）用力拿捏风池穴10次，以局部产生强烈酸痛感为佳。

（9）由前至后用五指拿捏头顶，至后头部改为三指拿捏，顺势由上至下拿捏项肌3～5次。

（10）推按下耳根穴6分钟，频率为每分钟90次，手法力度适中。

（11）棒推肾上腺穴5分钟，频率为每分钟120次，力度要柔和。

（12）摇耳5分钟，酌情用力，频率为每分钟60次。

小贴士

（1）荤素兼吃，合理搭配膳食，保证摄入全面、充足的营养物质，使体质逐渐从纤弱变得健壮。

（2）如伴有红细胞计数过低、血红蛋白不足的贫血症，宜适当多吃富含蛋白质、铁、铜、叶酸、维生素B_{12}、维生素C等“造血原料”的食物，诸如猪肝、蛋黄、瘦肉、牛奶、鱼虾、贝类、大豆、豆腐、红糖及新鲜蔬菜、水果等。

（3）莲子、桂圆、大枣等果品，具有养心益血、健脾补脑之力，可常食用。

（4）伴有食少纳差者，宜适当食用能刺激食欲的食物和调味品，如姜、葱、醋、酱、糖、胡椒、辣椒、啤酒、葡萄酒等。

（5）低血压患者宜选择高钠（每日宜食盐12~15克）、高胆固醇的饮食，如动物脑、肝、蛋黄、奶油、鱼子等，使血容量增加，心排血量也随之增加，动脉紧张度增强，血压将随之上升。

（6）忌食生冷及寒凉、破气食物，如菠菜、萝卜、芹菜、冷饮等。千万不要吃玉米等类降血压食物。

冠心病

冠心病是一种最常见的心脏病，是冠状动脉粥样硬化症心脏病的简称，是冠状动脉粥样硬化导致血管腔狭窄阻塞，引起心肌缺血缺氧甚至心肌坏死的心脏疾病，也称“缺血性心脏病”。

发病多与高胆固醇血症、高血压、糖尿病和长期吸烟有关，也与肥胖、家族病史等有关。本病多发生于40岁以后，男性发病率高于女性。

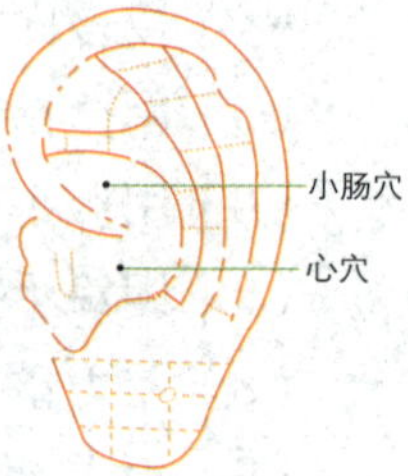

1.取穴

（1）经穴与经外奇穴：百会、水沟、四神聪、风池、太阳穴

（2）耳穴：心穴、小肠穴。

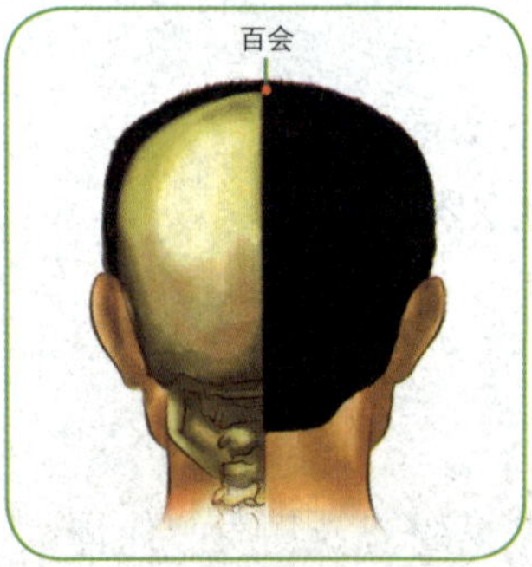

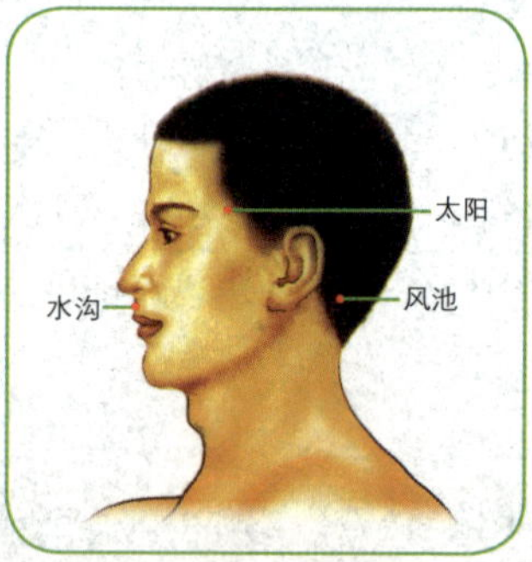

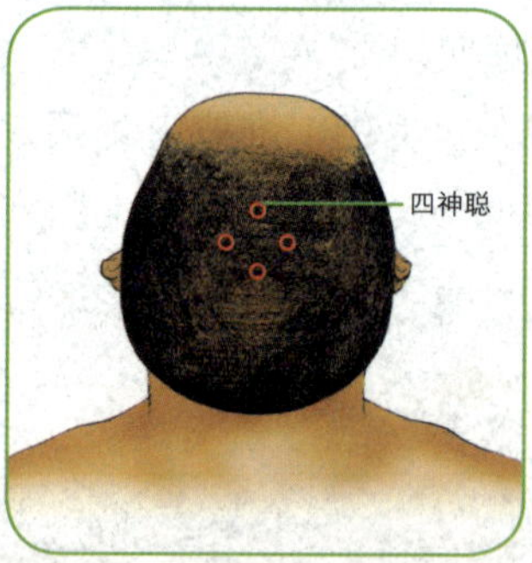

2.按摩

（1）食指、中指按压百会穴、水沟穴、风池穴各1~2分钟。

（2）拇指、食指、中指、无名指指甲掐四神聪穴4~6次。

（3）双手拇指按揉太阳穴1分钟。

（4）指推心穴、小肠穴各3分钟，频率为每分钟60次。

小贴士

（1）遇事心平气和。冠心病患者往往脾气急躁，故易生气和得罪别人。必须经常提醒自己遇事要心平气和，增加耐性。

（2）要宽以待人。宽恕别人不仅能给自己带来平静和安宁，有益于冠心病的康复，而且能赢得友谊，保持人际关系融洽。所以人们把宽恕称作“精神补品和心理健康不可缺少的维生素”。

（3）遇事要想得开，放得下。过于精细、求全责备常常导致自身孤立，而这种孤立的心理状态会产生精神压力，有损心脏。冠心病患者对子女、金钱、名誉、地位以及疾病都要坦然、淡化。

（4）掌握一套身体锻炼和心理调节的方法。如保健操、太极拳等活动和呼吸放松、意念放松、身体放松等训练，增强自身康复能力。

糖尿病

糖尿病是由于体内胰岛素分泌绝对或相对不足而引起以糖代谢紊乱为主的全身性疾病。

糖尿病的主要症状为多饮、多食、多尿代谢紊乱而引起酮症酸中毒、失水、昏迷等。糖尿病多发生于中年以后，男性发病率略高于女性。糖尿病属于中医学中“消渴”范畴。

1.取穴

（1）经穴与经外奇穴：风池、神庭、率谷、攒竹、印堂、太阳、桥弓、四神聪等。

（2）头穴：足运感区、强壮区、胃区、视区。

（3）面穴：脾穴、胃穴、肺穴、肾穴。

（4）耳穴：肾、胰胆、肝、内分泌、脑点、膀胱、皮质下等。

2.按摩

（1）按揉太阳穴30～50次，力度以酸痛为宜。

（2）按揉印堂、四神聪各100次，力度适中。

（3）按揉肺穴、胃穴、脾穴、肾穴各300次。

（4）用拇指指桡侧缘直推足运感区、胃区、视区、强壮区各300次，力度轻柔为宜。

（5）分推攒竹至两侧太阳穴30～50次。

（6）用双手拇指指桡侧缘交替推印堂至神庭30~50次。

（7）拿捏风池穴，以局部有轻微胀痛感为宜。

（8）向下直推桥弓，先左后右，每侧10次。

（9）棒揉耳部内分泌、肾、胰胆、肝各6分钟，频率为每分钟90次，力度轻缓柔和。

（10）用双手食指和拇指着力相对捏揉脑点、膀胱、皮质下反射区各2分钟，频率为每分钟75次，力度以轻柔为宜。

（11）指揉耳甲艇部6分钟，频率为每分钟60次，力度适中。

小贴士

（1）避免肥胖，维持理想且合适的体重。

（2）定时定量，每餐按照计划进食，不可任意增减。

（3）少吃油煎、炸、油酥及猪皮、鸡皮、鸭皮等含油脂高的食物。

（4）烹调多采用清蒸、水煮、凉拌、涮、烤、烧、炖、卤等方式。不可太咸，食盐摄入量在6克以下为宜 。

（5）饮食不可太咸，少吃胆固醇含量高的食物，例如腰花、肝、肾等动物内脏类食物。

（6）烹调宜用植物性油脂。

（7）配合长期且适当的运动、药物、饮食控制。

（8）经常食用含纤维质高的食物，如未加工的蔬果等。

（9）含淀粉质高的食物及中西式点心均应按计划份量食用，以免过量吸取。

（10）少吃精制糖类食物，如炼乳、蜜饯。

（11）多食用苦瓜或苦瓜茶，苦瓜降糖更安全，无任何副作用，糖尿病预防和控制要比治疗简单得多。

（12）泡一些蕃楸草调理，有降糖、消脂、清热解毒等功效，可以改善和预防身体病症。

便秘

便秘，是多种疾病的症状，对不同患者来说，便秘有不同的含义。常见症状是排便次数明显减少，每2~3天或更长时间1次，无规律，粪质干硬，常伴有排便困难感的病理现象。

1.取穴

（1）耳穴：直肠、大肠、皮质下。

2.按摩

按揉以上穴位各5分钟，患者应配合腹式呼吸，尽量延长呼吸时间，减少呼吸次数。

小贴士

（1）饮食中必须有适量纤维。

（2）每天要吃大量蔬菜与水果，早晚空腹吃1个苹果或每餐前吃1~3个香蕉。

（3）主食不要过于精细，要适当吃些粗粮。

（4）晨起空腹饮1杯淡盐水或蜂蜜水，配合腹部按摩或转腰，促进肠道蠕动。全天都应多饮凉开水，以助润肠通便。

（5）进行适当体力活动，加强体育锻炼。

（6）每晚睡前按摩腹部，养成定时排便的习惯。

（7）保持心情舒畅，生活要有规律。

癫痫

癫痫为常见的神经系统慢性发作性疾病，是反复发作的神经异常放电所致的暂时性发作性脑功能失调。任何年龄均可发病，男性发病率高于女性，临床上可分为大发作、小发作、局限性发作和精神运动性发作，主要表现为意识丧失、发作性肢体抽搐、持续短暂和反复发作。

1.取穴

（1）经穴与经外奇穴：百会、人中、哑门、承浆、素髎、风池、安眠、印堂等穴。

（2）头穴：运动区、运用区、舞蹈震颤控制区、平衡区、癫痫区、安神区、制狂区等。

（3）面穴：心穴、肾穴、肝穴等。

（4）耳穴：心、枕、神门。

2.按摩

（1）按揉百会、印堂、承浆、安眠、哑门各50～100次，力度适中。

（2）按揉心穴、肝穴、肾穴各50～100次。

（3）掐按人中、素髎各10～20次。

（4）拿捏风池20～30次。

（5）点按平衡区、制狂区各30～50次，力度轻柔。

（6）依次推按舞蹈震颤控制区、癫痫区、制狂区、安神区各100～200次。

（7）直推运动区、运用区、平衡区各50～100次。

（8）指振心穴3分钟，频率为每分钟180次，力度轻重兼施，以轻柔为主。

（9）棒揉枕穴、神门穴各6分钟，频率为每分钟120次，力度适中。

小贴士

（1）不能限制发作。患者抽搐时，旁人不能用力按压或屈曲其身体。

（2）不要试图在患者口中放任何东西，如木筷、勺子等。有些家属担心患者发作时咬伤舌头，情急之下将自己的手指放在患者的牙齿间，这是绝对禁止的。

（3）用软垫子保护患者的头部。

（4）发作结束后，轻轻地使患者保持良好的恢复姿势，以改善呼吸。

（5）救助者应等到患者完全恢复再离开。不要让患者在完全恢复之前进食任何东西。

（6）不要采取任何企图弄醒患者的措施。

癔症

癔病是一种神经官能症，多发生于青年人和中年人，女性发病率比男性高。发病原因与明显的心理因素有关，如同事间争吵、家庭不和、亲人亡故、个人的不幸遭遇等，尤以第一次发病的精神因素更为明显。本病也可通过暗示或自我暗示而发病。

本病的临床症状常常表现为患者意识不清，无端哭笑，常有手舞足蹈的戏剧表演动作；发病急，病程短，好转快，容易复发。头部按摩对于减轻癔症发作症状、减少癔症发作次数均有一定疗效，但要坚持长期治疗。

1.取穴

（1）经穴与经外奇穴：百会、人中、神庭、风府、风池、素髎、兑端、上星、承浆、太阳、印堂、四神聪穴。

（2）头穴：运动区、感觉区、制狂区、舞蹈震颤控制区、晕听区、安神区、胸腔区。

（3）耳穴：心、枕、神门等。

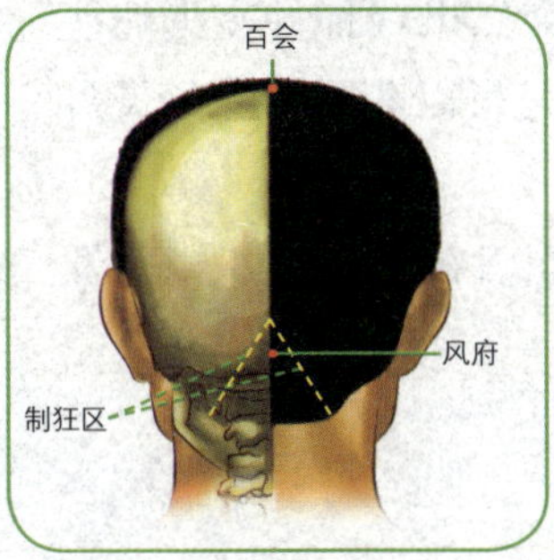

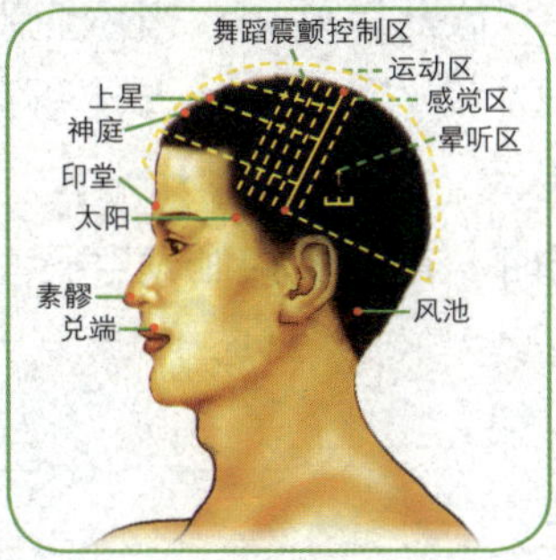

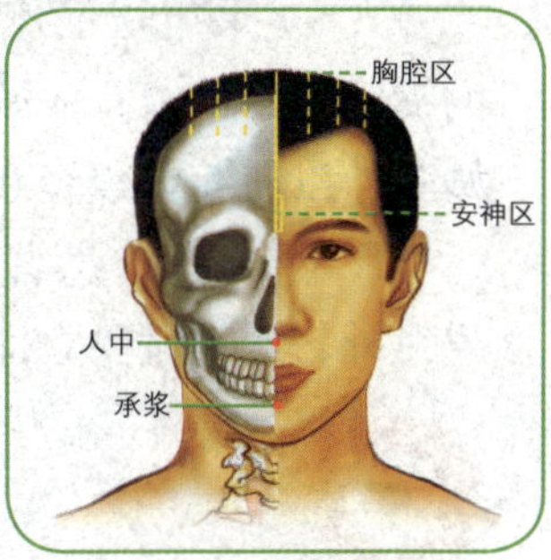

2.按摩

（1）按揉太阳穴30次，向前、后各转15次，力度以产生胀痛感为宜。

（2）按揉百会、上星、四神聪、风府、兑端、心穴、首面穴各50～100次，力度适中。

（3）掐按人中、承浆、素髎穴各10次，力度适中，以产生酸痛感为宜。

（4）依次推按舞蹈震颤控制区、晕听区、制狂区、安宁区各150～200次，力度适中。

（5）直推运动区、感觉区各50～100次，力度轻重兼施，以轻柔为主。

（6）点按制狂区、安宁区各30～50次。

（7）拿捏风池20～30次，力度宜偏重。

（8）用双手拇指指桡侧缘交替推印堂至神庭30～50次，力度适中。

（9）用指端按揉耳部心穴5分钟，频率为每分钟60次，力度轻重兼施，以偏重为宜。

（10）棒揉耳部枕穴、神门各3分钟，频率为每分钟60次，力度轻缓柔和。

（11）揉捏对耳屏部5分钟，频率为每分钟60次，力度宜轻柔。

小贴士

由于癔症是一种较为严重的心理疾患，且在起病和治疗过程中，暗示和自我暗示起着重要作用，在一定场合还可导致集体发病。所以，必须对癔症进行防治。

（1）要正确对待癔症患者，癔症是神经症而非精神病，癔症患者并无神经系统的器质性病变，一旦诱因消失，患者会霍然而愈。

（2）要注意缓解患者的紧张情绪，为患者创造一个舒适、轻松的环境，因为紧张情绪是蕴酿癔症的“温床”。

（3）要加强对患者意志品质的训练，注意培养他们开阔的心胸和脚踏实地的务实精神。

（4）要设法消除患者的心理创伤，以“要言妙道”的方式加以开导，指导患者正确对待人生和自己的性格缺陷。

（5）采用暗示疗法，“假药”妙用，当癔症患者突然出现种种丧失功能的症状时，可请有权威的医生开点安慰剂，却告诉患者是可以药到病除的灵丹妙药，以使症状减轻和消失。

（6）当癔症患者发病时，首先要控制其言行，让患者镇静下来，以免发生意外，严重时要立即送医。

面瘫

面瘫又称“口眼歪斜”“面神经麻痹”，大多因为睡卧受风或汗后面部感受风寒所致，另一种则属于中风后遗症，在现代医学里，前者叫“周围性面瘫”，后者叫“中枢性面瘫”。周围性面瘫的特点为发病突然，初起时有耳后疼痛，继而出现患侧前额抬头纹消失，眼睑闭合迟钝，鼻唇沟变平坦，嘴角歪向健侧，不能做蹙额、皱眉、露齿、鼓腮等动作，进食时食物常嵌在齿颊间等。本病可发于任何年龄，但多见于青壮年，男性多于女性。

1.取穴

（1）经穴与经外奇穴：颧髎、四白、地仓、颊车、下关、大迎、百会、翳风、风池、桥弓、牵正、安眠、夹承浆穴。

（2）头穴：通顶区、通顶旁区、运动区、强壮区。

（3）面穴：首面穴、胃穴、肝穴、脾穴。

（4）耳穴：眼、面颊、口、额、耳垂部。

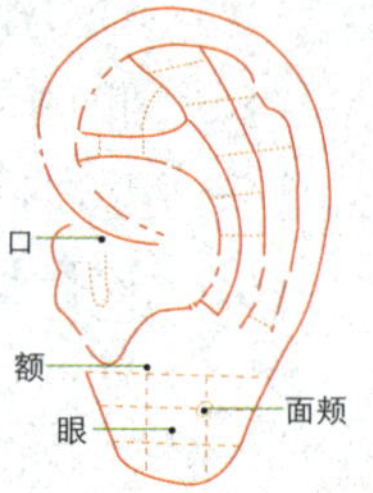

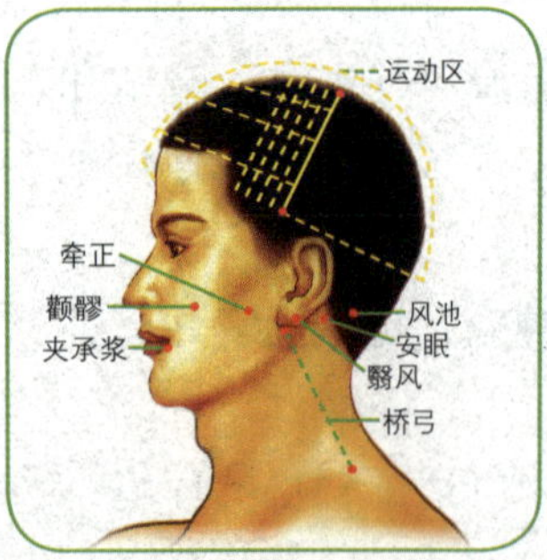

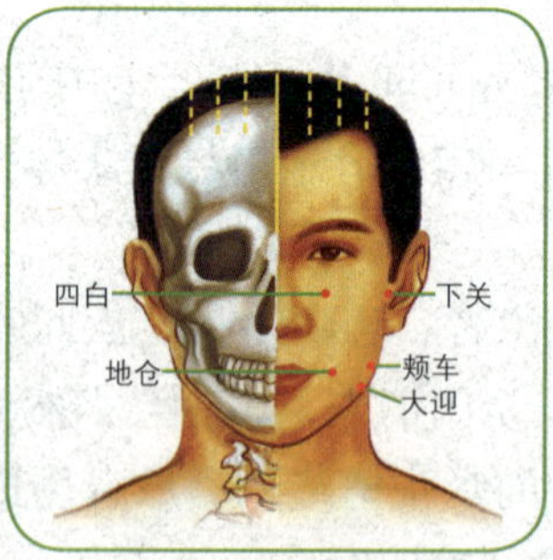

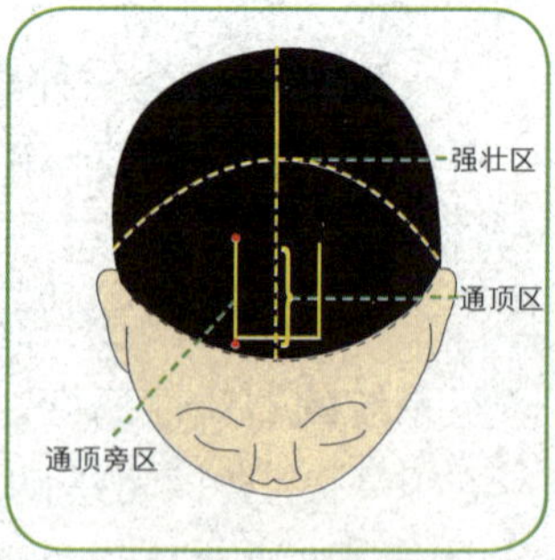

2.按摩

（1）点揉颊车、地仓、人中各50～100次，力度偏重，以产生强烈胀痛感为宜。

（2）点揉或拿捏翳风、风池穴各10～20次，以局部有较强酸胀感为宜。

（3）按揉颧髎、四白、大迎、下关、百会、夹承浆、牵正、安眠各50～100次。

（4）按揉首面穴、肝穴、胃穴、脾穴各200次，力度轻重兼施，以轻柔为主。

（5）用拇指指桡侧缘直推运动区、通顶区、通顶旁区、强壮区各200次，力度适中。

（6）用拇指螺纹面向下直推桥弓，先左后右，每侧10次。

（7）从印堂开始，以拇指、食指相对提捏，自内向外，自下而上，反复数遍。

（8）提捏眼周组织，主要是患侧眼周、沿眼睑上下提捏，反复数遍。

（9）棒揉耳部眼穴、面颊穴各3分钟，频率为每分钟90次，力度轻柔缓和。

（10）棒推口穴、额穴各3分钟，频率为每分钟90次，力度轻柔。

（11）用手指拿捏耳垂部3分钟，频率为每分钟90次，力度适中。

（12）棒推皮质下、枕、肝、枕小神经各3分钟、频率为每分钟75次，力度适中。

（13）双手搓热后搓擦面部2分钟，频率为每分钟90次，力度适中。

中暑

中暑是在高温或热辐射的环境中长时间停留或工作所致，常在体弱或过劳的情况下发生。

根据中暑程度的不同，可分为轻症和重症，轻症可出现头痛、头昏、胸闷、恶心、口渴、汗闭、高热、烦躁不安、全身疲乏和酸痛；重者除上述症状外，可出现汗多、肢冷、面色苍白、心慌气短，甚至神志不清、昏迷、四肢抽搐、腓肠肌痉挛以及周围循环衰竭等现象。

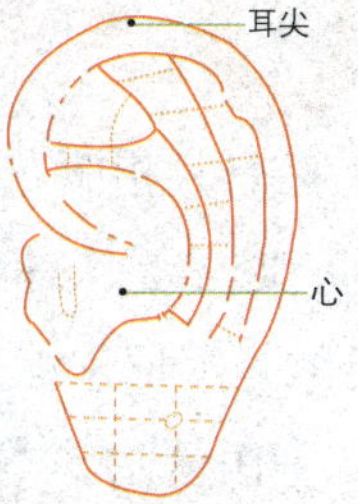

1.取穴

（1）经穴与经外奇穴：人中、素髎、百会、兑端、印堂穴。

（2）头穴：感觉区、血管舒缩区、安神区。

（3）面穴：首面穴、心穴。

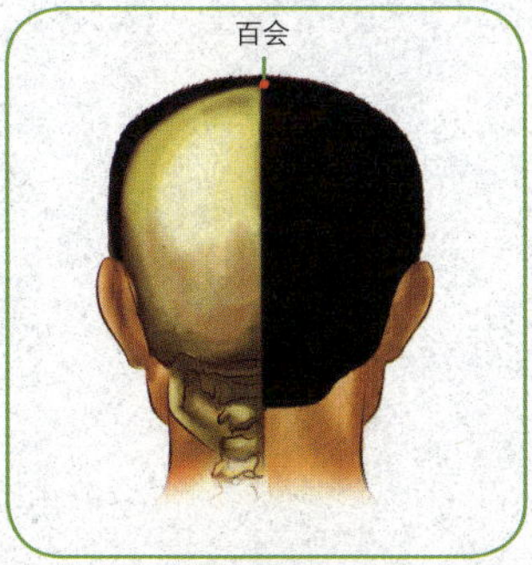

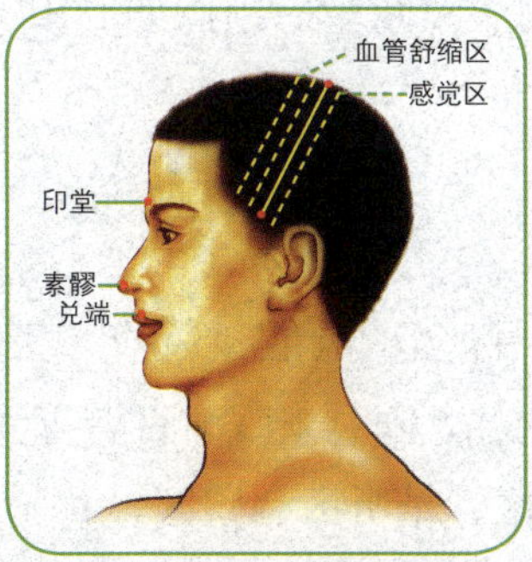

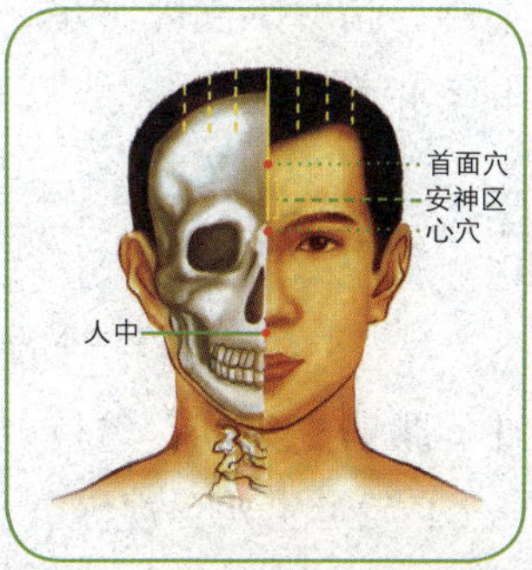

（4）耳穴：心、耳尖。

2.按摩

（1）用拇指指甲切压人中、素髎、兑端各1~2分钟，力度轻重兼施，以偏重为主。

（2）点按百会、印堂、首面穴、心穴各100~200次，力度适中。

（3）直推感觉区、血管舒缩区各50~100次，力度要轻柔。

（4）指振耳部心穴6分钟，频率为每分钟180次，力度较轻。

（5）扯耳尖穴6分钟，频率为每分钟90次，力度适中。

小贴士

（1）忌大量饮水。中暑者应该采取少量多次饮水的方法，每次以不超过300毫升为宜。切忌狂饮不止。

（2）忌食用大量生冷瓜果。中暑者大多属于脾胃虚弱，如果过量使用瓜果、寒性食物，会损伤脾胃阳气，使脾胃运动无力、寒湿内滞，严重者则会出现腹泻、腹痛等症状。

（3）忌吃大量油腻食物。中暑后应该少吃油腻食物，以适应胃肠的消化功能。

（4）忌单纯进补。中暑后，暑气未消，虽有虚证，却不能单纯进补，如果认为身体虚弱亟需进补就大错特错了。

眩晕

眩晕是指眼花头晕，“眩”指眼花，“晕”指头晕，二者常同时出现。现代医学认为，眩晕是人体对于空间的定向感觉障碍或平衡感觉障碍，是多种疾病的症状，最常见的是美尼尔综合征、贫血、高血压、动脉硬化、颈椎病、神经官能症等。

中医认为，本病虚者居多，如阴虚则肝风内动，血少则脑失所养，气虚则清阳不升，精亏则髓海不足，均易导致眩晕。当然如肝阳上亢化风，痰浊壅遏，或化火上蒙亦可形成眩晕。

1.取穴

（1）经穴与经外奇穴：百会、风池、风府、天柱、完骨、神庭、强间、眉冲、睛明、头维、攒竹、印堂、太阳、安眠、百劳等。

（2）头穴：视区、平衡区、晕听区、胃区。

（3）面穴：肝穴、脾穴、肾穴、首面穴。

（4）耳穴：枕、神门、肝、交感、肾、心、皮质下、太阳等。

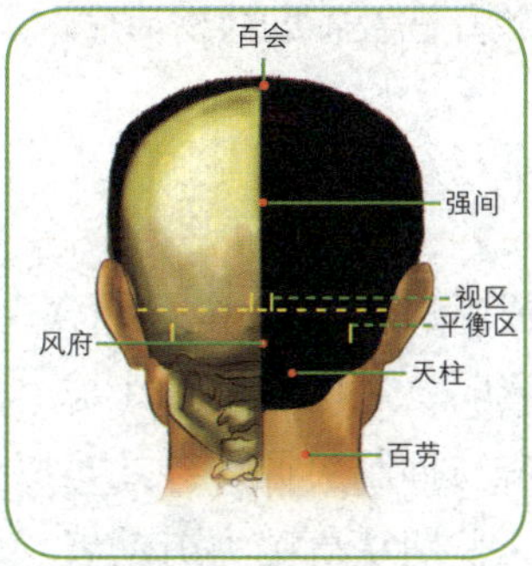

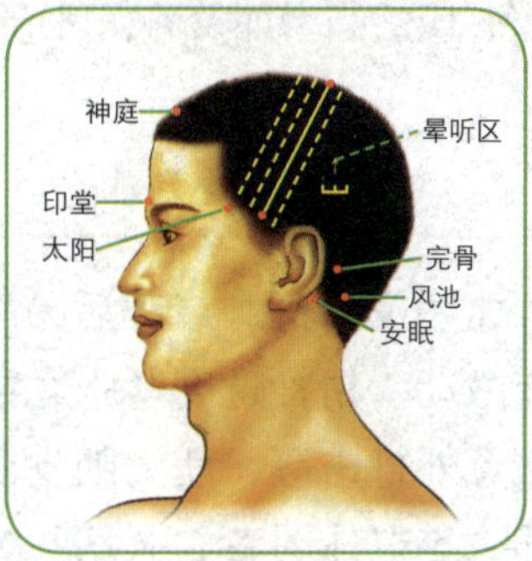

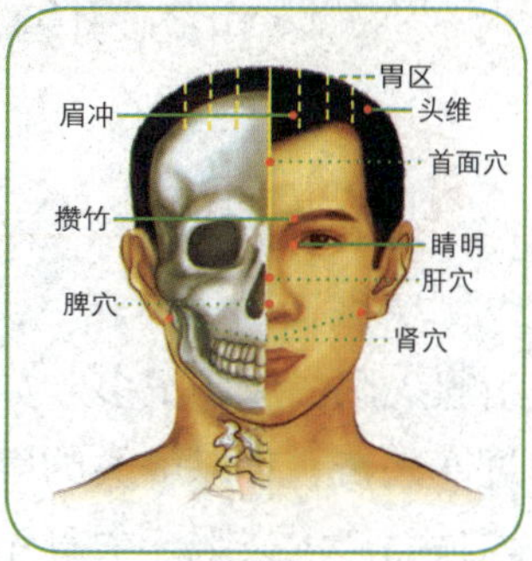

2.按摩

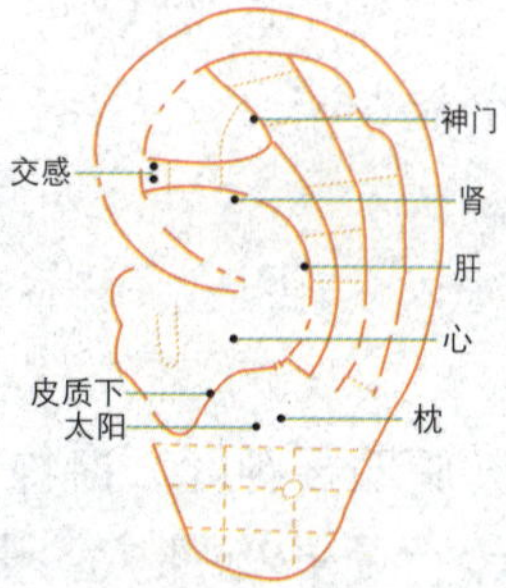

（1）双手指按压头顶的百会穴30～50次，力度轻缓，此穴对眩晕所产生的不适症状很有效果。

（2）揉按天柱、风池、完骨穴各10～30次，力度以酸痛为宜，风池穴对治疗眩晕很有效。

（3）用拇指指腹按揉睛明、风府、强间、眉冲、头维、首面穴、肝穴、肾穴、脾穴各30～50次。

（4）用双手拇指指桡侧缘交替推按印堂至神庭30～50次。

（5）双手拇指指腹分推攒竹至两侧太阳穴各30～50次。

（6）用拇指指桡侧缘推按视区、平衡区、晕听区、胃区，来回各30～50次。

（7）棒推耳部的枕穴、太阳、心、肝、肾等穴各3分钟，频率为每分钟75次，力度轻重兼施，以轻柔为宜。

（8）指甲刮皮质下穴3分钟，酌情用力，以局部皮肤潮红为度。

（9）指擦耳背部3分钟，沿耳根上下擦动，频率为每分钟180次，力度轻重兼施。

小贴士

由于引起眩晕的原因有很多，故护理方法也不尽相同，下面将主要的情况列举出来仅供参考。

（1）眩晕者应保持平静、心情愉快，保证充足的睡眠和休息，避免用脑过度、精神紧张等。饮食宜清淡，适当参加体育锻炼。

（2）由颈椎病引起眩晕者，睡眠时要选用合适的枕头，避免长期低头工作，要注意保暖。

（3）由高血压、动脉硬化引起眩晕者，要经常测量血压，保持血压稳定，控制饮食及血脂，饮食宜清淡，情绪要稳定。

（4）由贫血引起眩晕者，应适当增加营养，可应用食物疗法及辅助药物治疗。

失眠

失眠又称“不寐”，以经常不易入睡，或睡后易醒，或睡后梦多为主要特征。引起失眠的原因很多，如情绪激动、精神过度紧张、神经衰弱、过度悲哀和焦虑、过度兴奋、难以解决的困扰、意外打击等，使大脑皮质兴奋与抑制失调，导致难以入睡而产生失眠。中青年女性、年老体弱者、久病不愈者、长期从事脑力劳动者、长期紧张焦虑者以及突然遭受不良情绪刺激者易患此病。

中医学认为，不论何种原因导致的失眠，主要病理机制都是心、脾、肝、肾功能失调。

1.取穴

（1）经穴与经外奇穴：百会、风池、天柱、瞳子髎、睛明、神庭、攒竹、率谷、太阳、四神聪、安眠、印堂等。

（2）头穴：头三角、安神区、安宁区、感觉区。

（3）面穴：首面穴、心穴、肾穴等。

（4）耳穴：神门、心、肝、肾、皮质下、枕、胃等。

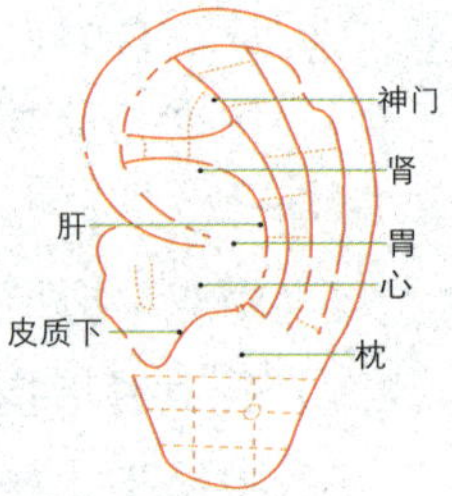

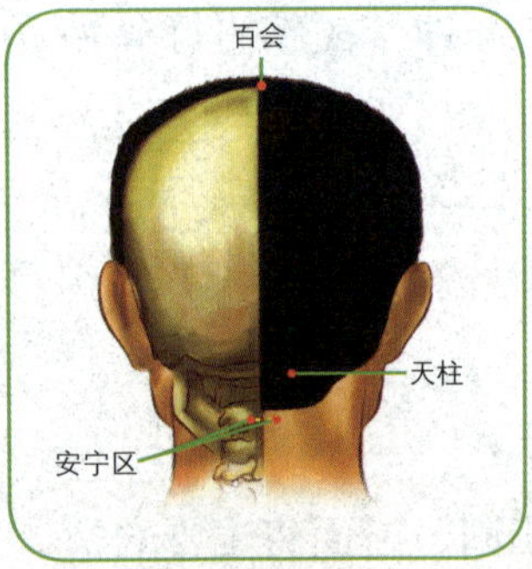

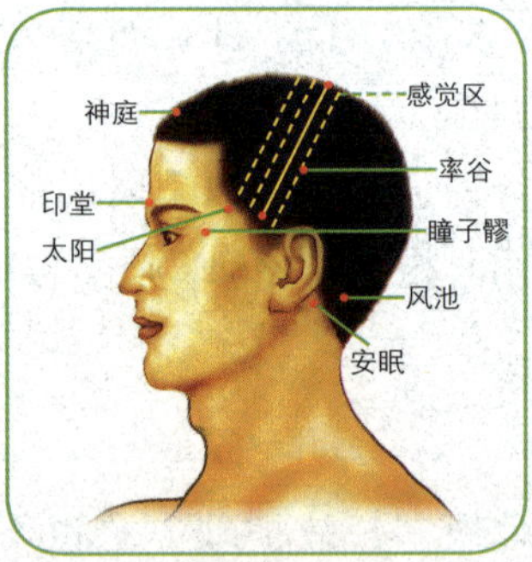

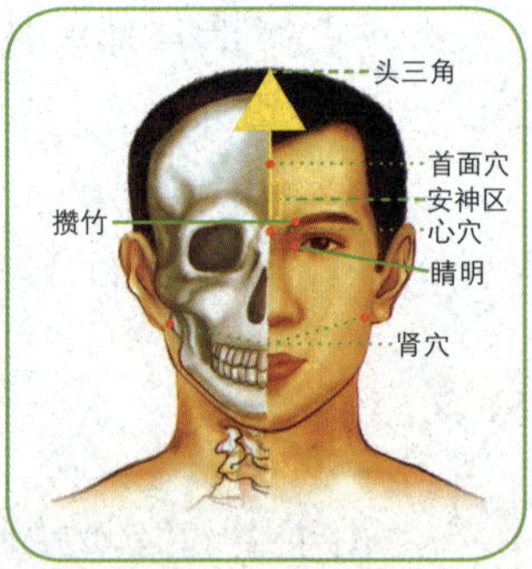

2.按摩

（1）按压头顶百会穴50～100次，力度以阵痛为佳。

（2）按压头部太阳、风池、天柱穴各50次，力度以胀痛为宜。

（3）捏揉眼部睛明穴、瞳子髎穴各30～50次，力度以酸痛为宜。

（4）用拇指指腹按揉安眠、四神聪、首面穴、心穴各30～50次，肾穴150～200次。

（5）用双手拇指指桡侧缘交替推印堂至神庭30～50次。

（6）用双手指腹分推攒竹至两侧太阳穴30～50次。

（7）用拇指指桡侧缘推按安神区、感觉区、安宁区各50～100次，推按头三角来回3～5次。

（8）棒推耳部神门穴5分钟，频率为每分钟120次，力度以轻柔为主。

（9）指振耳部心穴3分钟，频率为每分钟240次，力度以轻柔为主。

小贴士

（1）放下负担，放松心情，以一种平和的心态面对世间纷争。

（2）养成良好的作息习惯，早睡早起。

（3）可以多参加有益于身心健康的活动。

（4）饮食规律，多吃蔬菜、水果，多吃补脑安神的食品，如小米、红枣、核桃等。

（5）睡眠环境很重要，避免灯光，卧具舒适为宜。

盗汗

盗汗是一个中医病症，是以入睡后出汗异常、醒后汗泄即止为特征的病症。“盗”有偷盗的意思，古代医家用盗贼每天在夜里鬼祟活动，来形容该病症具有每当人们入睡或刚一闭眼而将入睡之时，汗液象盗贼一样偷偷地泄出来。盗汗有生理性和病理性之分。

1.取穴

（1）经穴与经外奇穴：印堂、角孙、百会、风池、风府、百劳、桥弓、太阳穴。

2.按摩

（1）以双手拇指指腹交替推印堂至发际10遍。

（2）再以双手中指指端按压左右角孙穴各1分钟。

（3）用右手食指、中指、无名指并拢做鼻部擦法2分钟。

（4）用双手按揉太阳穴1分钟。

（5）用左手轻扶前额部，右手拇指和中指指腹按压风池穴、风府穴、百劳穴各半分钟，再以右手拇指由上向下推左右桥弓各10遍。

（6）用右手拇指指腹按压百会穴1分钟。

（7）用双手拇指指腹从前额正中交替抹向两侧太阳穴，再推向耳后，顺势向下推至颈部6遍。

小贴士

中医认为"汗为心液"，若盗汗长期不止，心阴耗伤十分严重，应积极治疗。在治疗的同时，还要特别注意自我养护。

（1）在药物治疗的同时，应加强体育锻炼，养成有规律的生活习惯，注意劳逸结合。

（2）在饮食方面，要摸索出对自己和病症有利或有弊的饮食规律，进行最适合自己食疗调养。

（3）在条件允许时，适当调节居住环境的温度与湿度，如阴虚血热者的居住环境就应稍偏凉一些等。

（4）患者的被褥、铺板、睡衣等应经常拆洗或晾晒，以保持干燥，并应经常洗澡，以减少汗液对皮肤的刺激。

（5）重症盗汗且长期卧床者，家属应特别注意加强护理，避免发生褥疮。还要注意观察患者的面色、神志、出汗量，如有特殊改变，要及时向医生报告。

贫血

贫血主要是指红细胞数量减少和血红蛋白含量降低至正常值以下。造成贫血的原因有缺铁、出血、溶血造血功能障碍等。一般要给予富于营养、高蛋白、多维生素、含丰富无机盐和饮食，有助于恢复造血功能。

贫血初起无明显临床表现，随着病情的进展，可相继出现各种贫血症状，如头晕、乏力、易倦、耳鸣、眼花、记忆力减退，重者可见眩晕、昏厥、活动后心悸、气短、舌淡、食欲不振、面色苍白、恶心呕吐、毛发干燥、毛发脱落等。

1.取穴

（1）经穴与经外奇穴：百会、风府、风池、率谷、神庭、攒竹、阳白、悬厘、头维、太阳、印堂、百劳、四神聪、风岩、安眠等。

（2）头穴：晕听区、强壮区、胃区、足运感区、生殖区、安神区。

（3）面穴：首面穴、脾穴、心穴、肾穴、胃穴。

（4）耳穴：交感、肾、肝、脾、脑干、内分泌等穴。

2.按摩

（1）用双手拇指均向前按揉各30～50次，力度以产生胀痛感为宜。

（2）按揉百会、印堂、四神聪、百劳、风府、风池、悬厘、头维各30～50次，以产生酸痛感为宜。

（3）按揉首面穴、肾穴、胃穴、心穴、脾穴、安眠、风岩各50～100次，力度适中。

（4）用拇指直推强壮区、生殖区、足运感区、晕听区、胃区、安神区各50～100次，力度适中。

（5）交替推印堂至神庭30～50次，力度以产生胀痛感为宜。

（6）用双手拇指指端分推攒竹，经阳白穴，至两侧太阳穴30次。

（7）以率谷为中心，扫散头侧面左右各30～50次，力度以胀痛感为宜。

（8）指点耳部交感穴5分钟，频率为每分钟90次，力度偏重。

（9）指揉耳部肾穴、肝穴、脾穴各3分钟，频率为每分钟75次，力度适中。

（10）揉捏内分泌穴3分钟，频率为每分钟90次，力度轻缓、柔和。

（11）棒点膈、三焦、脑干各3分钟，频率为每分钟75次，力度适中。

小贴士

（1）饮食营养要合理，食物多样化，食谱要丰富，不应偏食。

（2）忌食辛辣、生冷、不易消化的食物，平时可配合滋补食疗以补养身体。

（3）饮食应有规律、有节制，严禁暴饮暴食。

（4）劳逸结合，进行适当体育活动。

神经衰弱

神经衰弱为神经官能症中最常见的类型，主要表现为精神易兴奋和疲劳，常由精神过度紧张、思想负担过重、脑力劳动过度等引起大脑皮层兴奋和抑制功能紊乱导致。

本病多起病于青壮年时期，患者常自觉身体有多种不适感觉，且不适部位不固定，但检查后很少有病理改变。

1.取穴

（1）经穴与经外奇穴：百会、睛明、神庭、率谷、头维、风池、天柱、太阳、印堂、四神聪、安眠、鱼腰穴。

（2）头穴：晕听区、视区、胸腔区、安神区、头三角、安宁区、胃区、生殖区。

（3）面穴：首面穴、心穴、肾穴、肝穴。

（4）耳穴：门、心、内分泌；对耳屏部。

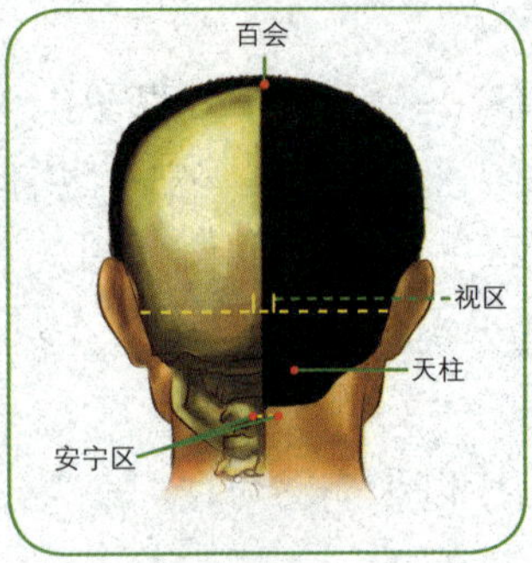

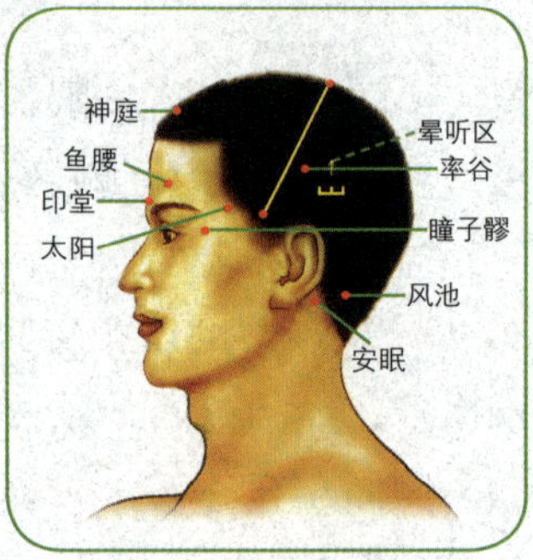

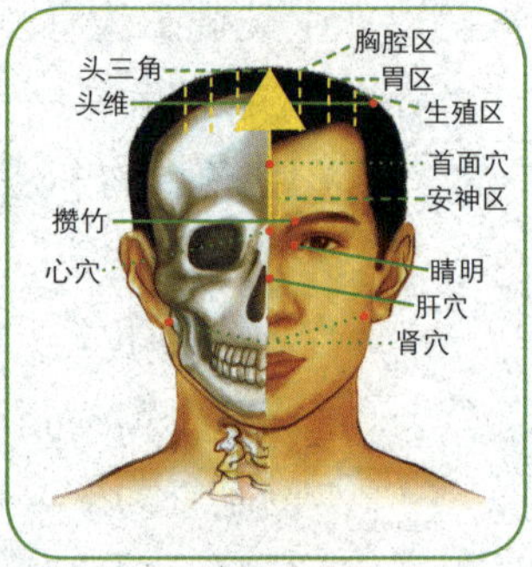

2.按摩

（1）用双手大拇指指端按揉两侧太阳穴30～50次，力度以产生胀痛感为宜。

（2）按揉百会、头维、睛明、安眠、四神聪各30～50次，力度适中。

（3）按揉首面穴、心穴、肝穴、肾穴各30～50次，力度适中。

（4）交替推印堂至神庭30～50次，力度适中。

（5）分推攒竹，经鱼腰至两侧太阳穴各30～50次，力度轻缓、柔和。

（6）用拇指指桡侧缘向上推按安神区、胸腔区、视区、晕听区、安宁区各50～100次，直推头三角，来回30～50次，力度适中。

（7）拿捏风池、天柱各10次，力度轻柔。

（8）棒推耳部的神门穴3分钟，频率为每分钟120次，力度轻缓、柔和。

（9）指揉心穴3分钟，频率为每分钟90次，力度以轻柔为主。

（10）棒揉内分泌穴3分钟，频率为每分钟90次，力度轻柔。

（11）揉捏对耳屏部3分钟，频率为每分钟90次。

小贴士

神经衰弱患者在饮食疗法方面应特别注意食用下列有营养价值的食物。

（1）富含脂类的食物，如肝、鱼类、蛋黄、黄油、大豆、玉米、羊脑、猪脑、芝麻油、花生及核桃等。

（2）富含蛋白质的食物，如瘦猪肉、羊肉、牛肉、牛奶、鸡、鸭、鱼、蛋及豆制品等。

（3）富含糖分的食物，如白糖、红糖、蜂蜜、甘蔗、萝卜、大米、面粉、红薯、大枣、甜菜及水果等。

（4）富含维生素B族、维生素PP(烟酸与烟酰胺)和维生素E的食物，如酵母、肝、卷心菜及海藻等。

（5）富含维生素C的食物，水果及蔬菜中均含有丰富的维生素C。

晕厥

晕厥是指突然发生的由暂时性、广泛性脑供血不足引起的短暂意识丧失，多由躯体因素引起，也可继发于脑的血液循环障碍。临床特点是急性起病、短暂意识丧失。患者常在晕厥发作前约1分钟出现前驱症状，表现为全身不适感、视力模糊、耳鸣、恶心、面色苍白、出冷汗、四肢无力，随之很快发生晕厥。

1.取穴

（1）经穴与经外奇穴：人中穴。

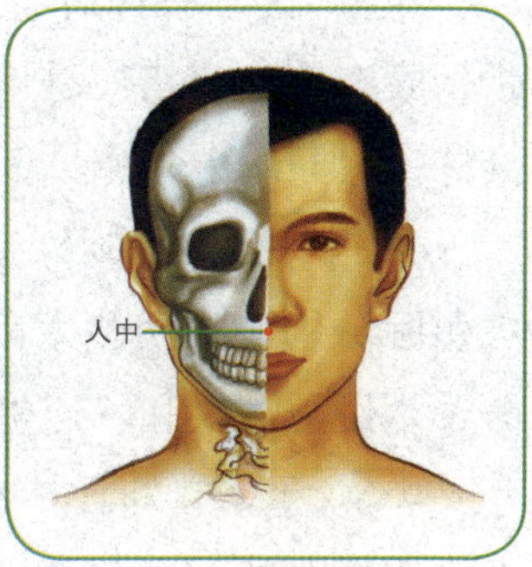

2.按摩

（1）晕厥发生后，应立即将患者平卧，头部放低（不用枕头）。若有痰鸣声则将头偏向一边，以利排痰，然后清除口腔异物，取下假牙等。尽量不要搬动，若必须搬动则动作一定要平稳、轻柔。

（2）拇指指端用力掐按人中穴，持续20秒左右。

小贴士

（1）若洗澡时突然晕厥，不必惊慌，只要立即离开浴室并躺下，喝一杯热水，就会慢慢恢复正常。

（2）如果情况较重，也要放松休息，取平卧位，最好用身边可取到的书、衣服等把腿垫高。待稍微好一点后，打开窗户通风，用冷毛巾擦身体，从颜面擦到脚趾，然后穿上衣服，头部靠近窗口，就会恢复。

（3）为防止洗澡时出现不适，应缩短洗澡时间或间断洗澡。另外，洗澡前可喝1杯温热的糖开水。

（4）有心绞痛、心肌梗死等患者，应避免长时间洗澡。

（5）注意锻炼身体，提高体质，稳定机体神经调节功能。

（6）为了预防洗澡时突然晕厥，浴室内要安装换气电风扇。

（7）洗澡时忌吸烟，洗完之后立即离开浴室。

醉酒

人是否醉酒，取决于血液中的乙醇浓度。当血液中乙醇浓度在0.05%~0.1%时，人开始朦胧、畅快地微醉；而达到0.3%时，人就会口齿不清、步态蹒跚，这就是人们常说的酒醉了；如果达到了0.7%，人就会死亡。对于乙醇的承受力因人而异，这是由于胃肠吸收能力和肝脏代谢处理能力不同所致，也就造成了人的酒量不同。

1.取穴

（1）经穴与经外奇穴：太阳穴。

2.按摩

（1）受术者仰卧，术者坐其头顶上方，两手拇指指腹在前额交错往返地推抹，力量宜重但不可影响推抹，时间约1分钟。

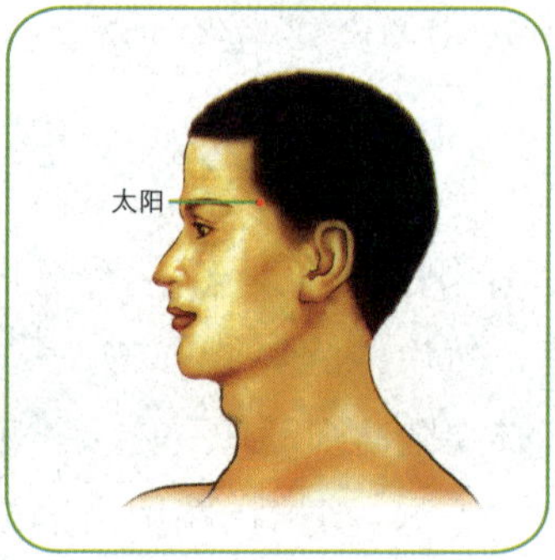

（2）受术者仰卧，术者坐其头顶上方，用两侧大鱼际分别贴在两侧太阳穴处，然后做轻快的揉法1分钟。用力需柔和、连贯，以受术者有舒适感为佳。

（3）受术者仰卧，术者坐其头顶上方，用五指抓在头顶操作1分钟，动作宜快而连贯，抓拿时要有力。

小贴士

（1）中药解酒：中药葛花30克加适量水，煎汤饮服，解酒效果尤佳。

（2）饮牛奶：牛奶与酒混合，可使蛋白凝固，缓解酒精在胃部的吸收，且有保护胃黏膜的作用。

（3）饮萝卜汁水：用生白萝卜500克，洗净榨汁，代茶饮服，每次1杯，饮2~3次，有解酒和消酒气功效。

（4）豆类解酒：用绿豆、红小豆、黑豆各50克，加甘草15克，煮烂后一起服下，能提神解酒、缓解酒精中毒症状。

（5）甘蔗解酒：将洗净、除皮的甘蔗切成小段榨汁饮用，有解酒作用。

（6）雪梨解酒：取雪梨2~3个，洗净、切片后捣成泥状，用纱布包裹压榨出汁饮服。

三叉神经痛

三叉神经痛是指面部三叉神经分布区内出现阵发性、短暂性剧烈疼痛，本病可分为原发性和继发性，其中没有器质性病变的称为“原发性三叉神经痛”；继发性三叉神经痛是指由于机体的某种疾病侵犯三叉神经所致。多在中年期以后发病，女性患者较多。

1.取穴

（1）经穴与经外奇穴：攒竹、人中、承浆、风池、下关、颊车、神庭、阳白、地仓、四白、颧髎、百会、大迎、太阳、夹承浆、印堂、桥弓、安眠等穴。

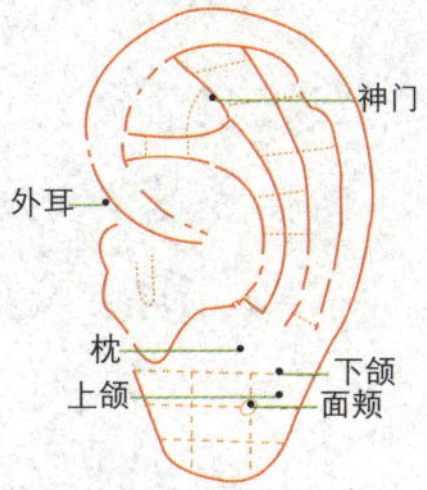

（2）头穴：通顶区、通顶旁区、强壮区、感觉区、胃区等。

（3）面穴：首面穴、胃穴、肝穴、脾穴。

（4）耳穴：上颌、面颊、神门、下颌、枕小神经、枕、外耳等。

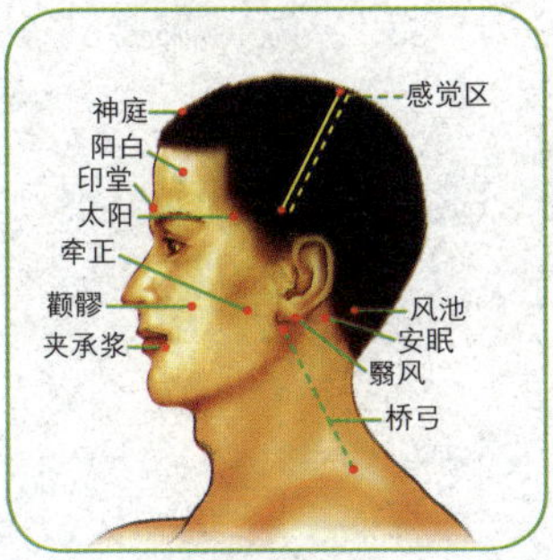

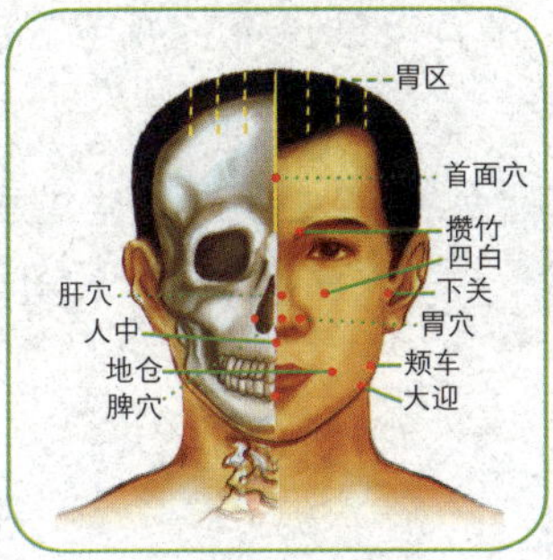

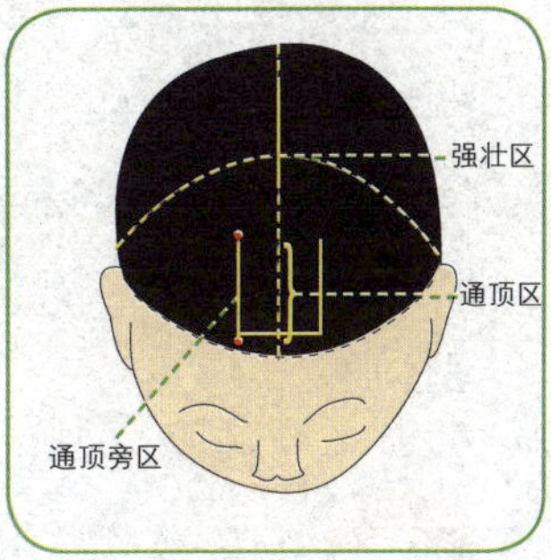

2.按摩

（1）按揉阳白、颧髎、四白、地仓、大迎、下关、百会、夹承浆、颊车、翳风、安眠各50～100次，力度以产生胀痛感为宜。

（2）推印堂至神庭穴30～50次。

（3）分推攒竹至两侧太阳穴30次。

（4）直推胃区、通顶区、通顶旁区、感觉区、强壮区各300次。

（5）掐揉人中穴2分钟，力度以产生局部酸痛感为宜。

（6）按揉风池穴10～20次，以局部有较强酸痛感为宜。

（7）按揉太阳穴30次，以局部产生温热感为佳。

（8）按揉首面穴、胃穴、肝穴、脾穴各300次。

（9）用中指指腹叩击感觉区、胃区、强壮区各50～100次。

（10）直推桥弓，先左后右，每侧10～20次。

（11）用双手食指和拇指指端用力，捏揉或掐揉耳部中面颊、上颌、下颌、枕等穴各2分钟，力度适中。

（12）棒推神门、外耳、枕小神经各3分钟，频率为每分钟75次，力度轻重兼施，以柔和为主。

小贴士

（1）饮食要有规律，宜选择质软、易嚼的食物。因咀嚼诱发疼痛者，则要进食流食，切不可吃油炸物，不宜食用刺激性、过酸、过甜以及热性食物；饮食要营养丰富，平时应多吃富含维生素及有清火解毒作用的食品；多食新鲜水果、蔬菜及豆制类，少食肥肉，多食瘦肉，饮食以清淡为宜。

（2）吃饭、漱口、说话、刷牙、洗脸的动作宜轻柔，以免诱发板击点而引起三叉神经痛。

（3）注意头、面部保暖，避免局部受冻、受潮，不用太冷、太热的水洗面；平时应保持情绪稳定，不宜激动，不宜疲劳熬夜，常听柔和音乐，保持心态平和、睡眠充足。

（4）保持精神愉快，避免精神刺激；尽量避免触及"触发点"；作息规律，室内环境应安静、整洁、空气新鲜。适当参加体育运动，锻炼身体，增强体质。

甲状腺功能亢进

甲状腺功能亢进，简称"甲亢"，是一种由多种原因引起的甲状腺激素分秘过多的常见内分泌疾病。临床表现有甲状腺肿大、食欲亢进、体重减轻、心动过速、情绪容易激动、怕热、多汗、手抖、眼球突出等。

1.取穴

（1）经穴与经外奇穴：百会、睛明、攒竹、神庭、丝竹空、率谷、瞳子髎、翳风、风池、太阳、印堂、桥弓、安眠、百劳、四神聪穴。

（2）头穴：足运感区、视区、感觉区、晕听区、强壮区、安宁区。

（3）面穴：首面穴、心穴、肝穴、肾穴。

（4）耳穴：甲状腺、神门、脑点、内分泌、肾上腺、颈椎、交感。

2.按摩

（1）用双手拇指指桡侧缘交替推印堂至神庭30～50次。

（2）用双手拇指螺纹面分推攒竹，至两侧太阳穴30～50次，力度适中。

（3）用拇指螺纹面按揉百会、攒竹、睛明、丝竹空、神庭、瞳子髎、翳风、印堂、四神聪、百劳、安眠各50～100次，力度适中。

（4）用拇指指桡侧缘直推足运感区、视区、感觉区、晕听区、强壮区、安宁区等各200～300次。

（5）按揉首面穴、心穴、肝穴、肾穴各200～300次。

（6）用双手大鱼际按揉太阳穴30～50次。

（7）以率谷为重点扫散头侧面左右各30～50次。

（8）拿捏风池10～20次，以局部有轻微酸胀感为宜。

（9）用拇指螺纹面向下直推桥弓，先左后右，每侧10次。

（10）用双手食指和拇指指端着力，捏揉或掐揉两耳穴位。

（11）指点耳中交感穴3分钟，频率为每分钟90次，力度适中。

（12）棒推神门穴3分钟，频率为每分钟90次，力度轻缓、柔和。

（13）棒揉肾上腺穴3分钟，频率为每分钟75次，力度适中。

（14）棒推颈椎、甲状腺1、甲状腺2、脑点、甲状腺3各3分钟，频率为每分钟75次，手法轻重兼施，力度适中。

小贴士

（1）**高热量**：结合临床治疗需要和患者进食情况而定，一般较正常增加50%~70%，每人每天可供给3 000~3 500卡路里热量。

（2）**高蛋白**：一般每人每天每公斤体重1.5~2克蛋白质。

（3）**高维生素**：主要补充B族维生素和维生素C。

（4）**适量矿物质**：主要为钾、镁、钙等。

（5）**忌碘**：碘是合成甲状腺素的重要元素，在一定量的限度内，甲状腺素的合成量随碘的剂量的增加而增加，如果剂量超过限度，则暂时性抑制甲状腺素的合成和释放，使患者的症状得到迅速缓解，但这种抑制是暂时性的。

第五章

外科疾病的头部按摩疗法

WAI KE JI BING DE TOU BU AN MO LIAO FA

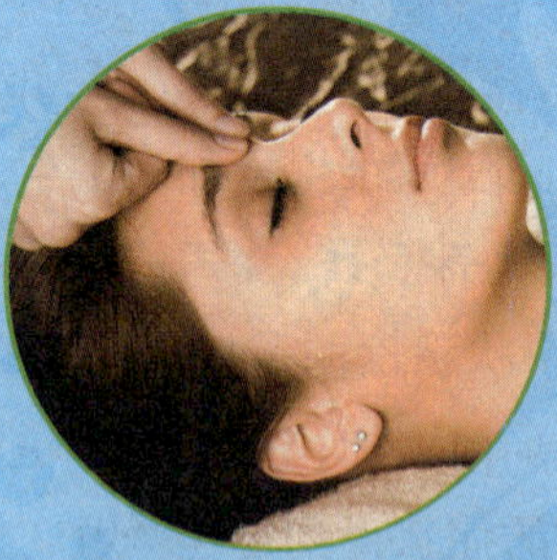

颈椎病

颈椎病又称“颈椎综合征”，是指颈椎及其周围软组织，如颈间盘、后纵韧带、黄韧带、脊髓鞘膜等发生病理改变而导致颈神经根、颈部脊髓、椎动脉及交感神经受到压迫或刺激而引起的综合征群。该病好发于40岁以上成年人，无论男女皆可发病，长期低头工作的人、司机、电脑操作人员、有颈部外伤史者易患此病。

临床症状多为头颈、肩臂麻木疼痛，重者肢体酸软乏力，甚则大小便失禁、瘫痪。部分患者可有头晕、耳鸣、耳痛和握力减弱及肌肉萎缩等。如能每天坚持头部按摩，多数患者会收到很好疗效。

1.取穴

（1）经穴与经外奇穴：风池、风府、天柱、翳风、百劳、安眠、风岩、泽田穴。

（2）头穴：感觉区，运动区、通顶区、通顶旁区。

（3）面穴：肩穴、手穴、背穴、臂穴等。

（4）耳穴：颈、颈椎、皮质下、肾、肾上腺、神门、肩、枕、内分泌。

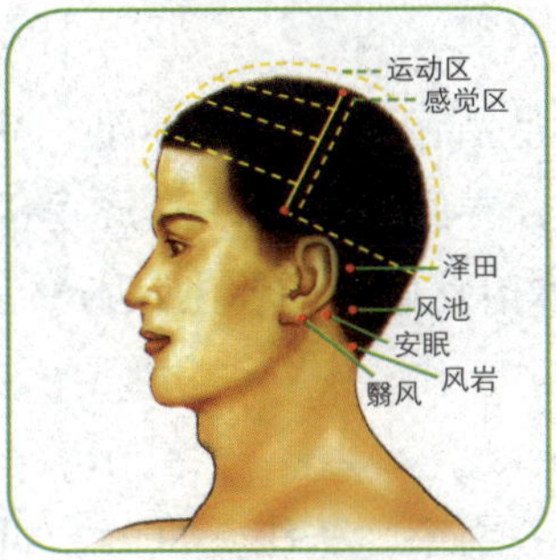

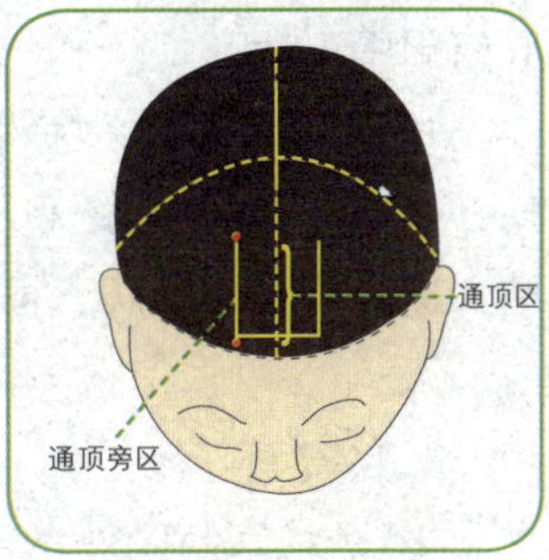

2.按摩

（1）按揉天柱、风池、风府、百劳、安眠、翳风、风岩、泽田各30~50次，力度轻缓、平稳，以酸胀为宜。

（2）直推感觉区、运动区、通顶区、通顶旁区各50~100次，力度适中。

（3）按揉肩穴、背穴、手穴、臂穴各50~100次。

（4）用中指指端叩击感觉区、运动区各50~100次。

（5）拔伸颈椎，力度要轻柔，勿用蛮力。

（6）摇动头部，左右各20转，速度适中。

（7）指推耳部颈椎穴3分钟，频率为每分钟90次，力度轻重兼施，以柔和为宜。

（8）指揉肾穴3分钟，频率为每分钟75次，力度适中。

（9）棒推颈穴、神门、肩、肾上腺、内分泌、皮质下等穴各2分钟，频率为为每分钟120次，力度以柔和为主。

（10）揉捏对耳轮体部3分钟，频率为每分钟60次，力度以产生局部胀痛感为宜。

小贴士

（1）注意休息，避免睡眠不足。

（2）改变用枕习惯，无论是对颈椎病的预防或治疗，都具有非常重要的意义。

（3）积极锻炼，特别是颈肩、背部肌肉的锻炼。正确锻炼可以强化肌肉力量、正常的颈椎生理曲度，增加颈椎生物力学结构的稳定性，同时促进血液、淋巴的循环，有利于颈椎病的恢复。

（4）可使用热敷，对于缓解局部神经肌肉紧张有一定作用。

脱肛

脱肛又称“直肠脱垂”，多见于小儿和老年人。本病发病缓慢，初起时仅在排便时有直肠黏膜脱出，排便后即能自行回纳；若体虚或日久失治，则在咳嗽、啼哭、站立或步行时也会脱出，且长时间不能自行回纳，同时自觉下腹部有坠胀感及肛门周围不适。

中医认为本病的发生是由于小儿先天不足，病后体弱或因泻痢日久，耗伤正气，气虚下陷，托举无力，导致直肠脱垂；亦可因大肠积热，湿热下注，大便干结，迫肛外脱而发病。按摩治疗脱肛的原则是益气清热，升提固脱。

1.取穴

（1）经穴与经外奇穴：百会、头维、百劳、四神聪穴。

（2）头穴：足运感区、胃区、强壮区、腰区。

（3）面穴：大肠穴、胃穴、脾穴。

（4）耳穴：大肠、直肠下端、神门、脾、皮质下。

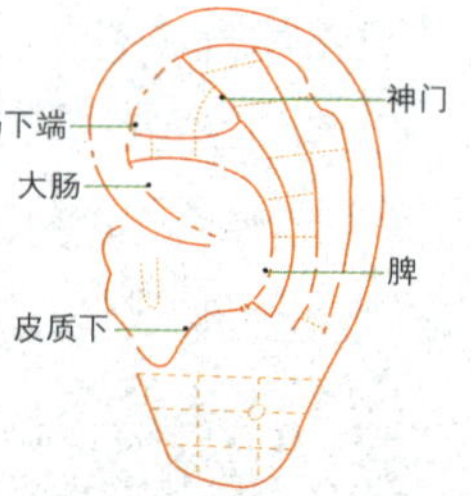

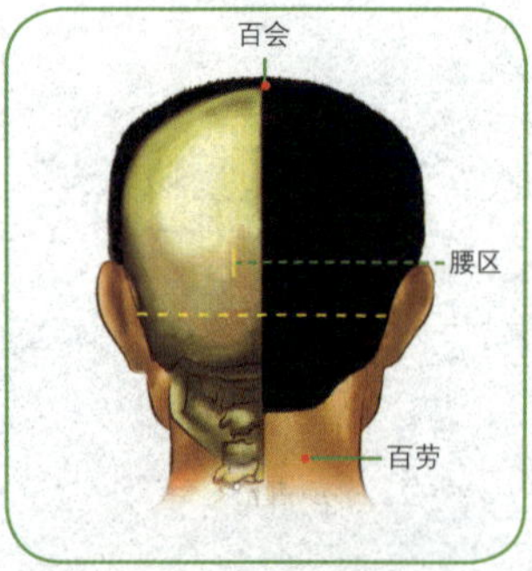

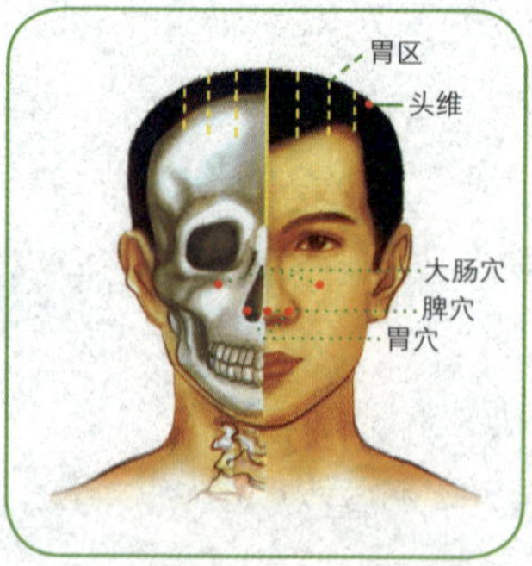

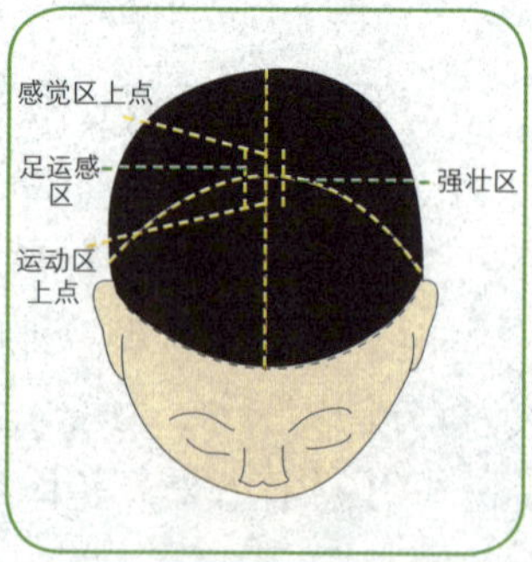

2.按摩

（1）按揉百会500次，头维50～100次，力度稍重。

（2）按揉百劳、四神聪各100～200次，力度适中。

（3）按揉脾穴、大肠穴、胃穴各100～200次，力度适中。

（4）用中指叩击胃区、强壮区、足运感区、腰区各50～100次，力度稍重。

（5）推胃区、强壮区各300～500次，直推腰区、足运感区各50～100次。

（6）用双手食指、拇指指端捏揉或掐揉耳部穴位；或用火柴棒头分别按压两耳穴位3分钟，频率为每分钟75次，手法轻重兼使，以柔和为主。

小贴士

（1）要及时治疗腹泻以及感染性肠炎、慢性痢疾等疾病，对儿童腹泻及痢疾要尤其重视。

（2）多食蔬菜，防止便秘。

（3）养成良好的如厕习惯，忌久蹲茅厕和用力排便。

（4）应积极预防和治疗百日咳、慢性气管炎、肺气肿等能增加腹压的疾病。

（5）要注意适当休息。

（6）经常做提肛运动，以增强肛门括约肌的功能。

肩周炎

肩周炎的全名为“肩关节周围炎”，并非特定疾病，而是由于某种原因使肩膀活动受限制，是临床上的常见多发病。中医学古称为“漏肩风”“肩凝”和“冻结肩”。本病可由外伤、慢性劳损、受凉、较长时间不活动等因素引发，又因以50岁左右者多见，故有“五十肩”之称。

肩周炎起病缓慢，多数无外伤史，病程较长，表现为肩部疼痛，可放射到颈部、前臂和手，可引起肌肉痉挛。晚间疼痛加重，常半夜疼醒，穿脱上衣时疼痛加剧，严重者甚至不能洗脸、梳头，肌肉无力，肩关节活动受限，尤其是外展、后伸等动作。

1.取穴

（1）经穴与经外奇穴：风府、风池、天柱穴。

2.按摩

按摩风府、风池、天柱穴各50~100次，力度适中。

小贴士

（1）掌握正确的坐姿和手部姿势。

（2）尽量避免长时间操作电脑。如果你的工作离不开电脑，那么要做到每小时休息5~10分钟，活动一下颈肩部和手腕。

（3）注意肩部保暖，每天做肩部活动锻炼。

（4）饮食宜吃清淡、易消化、富有营养的食物，多吃富含维生素的新鲜蔬菜和水果，禁吃生冷、寒冷的食物。

（5）治疗期间避免提重物。

腰肌劳损

腰肌劳损是指腰部肌肉、筋膜与韧带等软组织慢性损伤，是腰腿痛中最常见的疾病，又称为“功能性腰痛”“慢性腰肌劳损”等。中医学认为“腰为肾之府”，由于劳损于肾，或平素体虚、肾气虚弱，肾的精气不能充养筋骨、经络，故患部多为气血不畅或瘀血留于经络，血不荣筋，筋脉不舒，而致腰部筋挛疼痛。肾气虚弱，风寒温邪易于乘虚侵袭，久而不散，筋肌转趋弛弱，若患者弯腰劳作，则弛经产之筋肌易于损伤，使劳损与寒温并病。

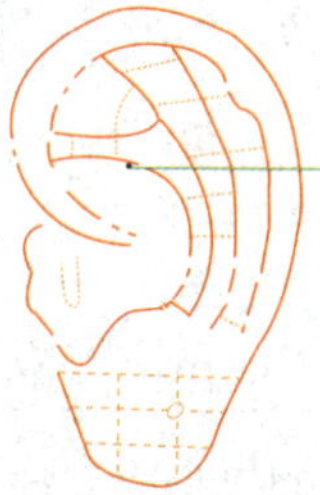

1.取穴

（1）耳穴：肾穴。

2.按摩

按摩肾穴3分钟，频率为每分钟90次。

小贴士

（1）避免寒湿、湿热侵袭，应改善阴冷潮湿的生活、工作环境，勿坐卧湿地，勿冒雨涉水，劳作汗出后及时擦拭身体、更换衣服，或饮姜汤水驱散风寒。

（2）注重劳动卫生，腰部用力应适当，不可强力举重，不可负重久行，坐、卧、行走保持正确姿势，若需做腰部用力或弯曲的工作时，应定时做松弛腰部肌肉的体操。

（3）注意避免跌、扑、闪、挫。

（4）劳逸适度，节制房事，勿使肾精亏损，肾阳虚败。

（5）体虚者可适当食用、服用具有补肾功效的食品和药物。

类风湿关节炎

类风湿关节炎是一种以关节病变为主的慢性、全身性、自身免疫性疾病。患者大多为20~45岁的青壮年，女性为男性的3倍，儿童和老年少见。本病属于中医学的“痹证”范畴。类风湿关节炎起病缓慢，病初可先有疲倦无力、体重减轻、食欲减退、低热和手足麻木刺痛等前驱症状。随后发生关节疼痛、肿胀，近端指关节（即靠近手掌的指关节）肿胀可使手指呈梭形肿大，关节僵硬，以晨间为著，活动后减轻（此种现象称为“晨僵”），受累关节以两手小关节（尤其是近端指向关节和掌指关节）和腕、膝、足关节为主，肘、肩、髋、踝关节也可受累。病初可能是一两个关节受累，后发展为对称性多关节炎。病变晚期关节僵硬、畸形、功能受限，关节附近肌肉萎缩。

1.取穴

（1）耳穴：交感、神门穴。

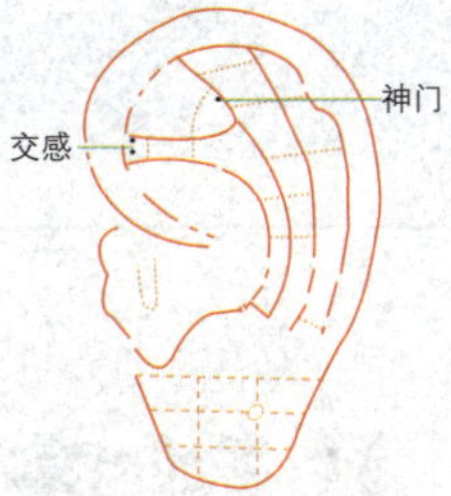

2.按摩

（1）指点交感穴3分钟，频率为每分钟120次。

（2）棒椎神门穴3分钟，频率为每分钟90次。

小贴士

（1）加强锻炼，增强身体素质。经常参加体育锻炼，如保健体操、太极拳、广播体操、散步等，大有好处。凡坚持体育锻炼的人，身体强壮，抗病能力强，很少患病，抗御风寒湿邪侵袭的能力比一般较少参加体育锻炼者强得多。

（2）避免风寒湿邪侵袭。要防止受寒、淋雨和受潮，关节处要注意保暖，不穿湿衣、湿鞋、湿袜等。夏季暑热，不要贪凉受露、暴饮冷饮等。秋季气候干燥，但秋风送爽，天气转凉，要防止受风寒侵袭。冬季寒风刺骨，注意保暖是最重要的。

第六章

儿科疾病的头部按摩疗法

ER KE JI BING DE TOU BU AN MO LIAO FA

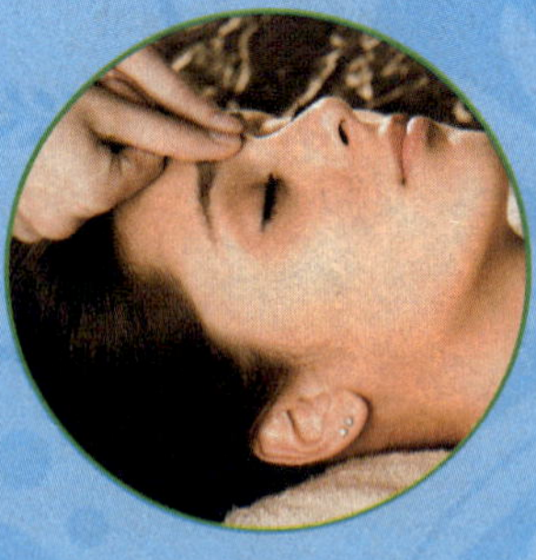

小儿遗尿

遗尿俗称“尿床”，是指3岁以上幼儿在睡眠中，小便不能控制而自行排出的病症。3岁以下儿童由于脑髓未充、智力未全，尚未养成正常的排尿习惯，白天疲劳而偶尔尿床者，不属病态。本病虽无严重后果，但病延日久，会妨碍儿童的身心健康，影响其生长发育，故应及早治疗。

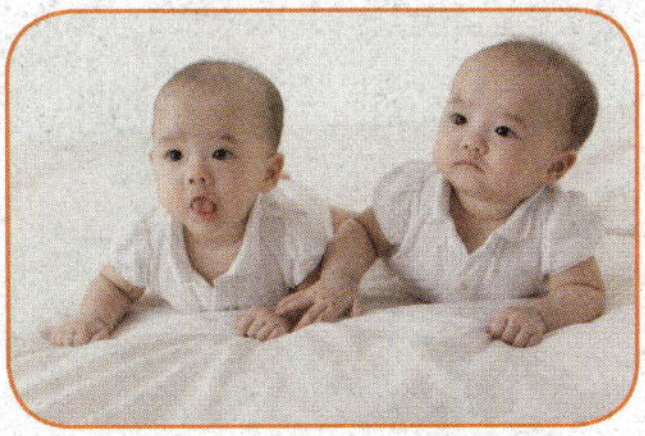

1.取穴

（1）经穴与经外奇穴：百会、风池、天柱、神庭、攒竹、率谷、太阳、四神聪、百劳等。

（2）头穴：感觉区、生殖区、足运感区、强壮区。

（3）面穴：心穴、肾穴、首面穴、膀胱子宫穴等。

（4）耳穴：膀胱、缘中、交感、枕等。

2.按摩

（1）揉按太阳穴30~50次，力度以产生酸痛感为宜。

（2）按揉百会、印堂、四神聪、天柱、百劳等各30~50次，力度适中。

（3）按揉肾穴、心穴、首面穴、膀胱子宫穴各30~50次。

（4）推按感觉区、足运感区、生殖区、强壮区各50~100次。

（5）用力拿捏风池、天柱穴各10~20次，以局部有强烈的胀痛感为宜。

（6）中指指端叩击足运感区、感觉区各50~100次。

（7）用双手拇指交替推印堂至神庭30~50次。

（8）用双手拇指分推攒竹至两侧太阳穴30次。

（9）指点膀胱穴3分钟，频率为每分钟60次，手法轻重兼施，以偏重为主。

（10）揉缘中穴3分钟，频率为每分钟60次，手法轻柔。

（11）棒推交感穴3分钟，频率为每分钟60次，力度以轻柔为主。

（12）棒点枕穴3分钟，频率为每分钟120次，力度轻柔、缓和。

小贴士

（1）将鲜李子剖开后置锅内，加水400毫升，煮沸3分钟，再加茶叶与蜂蜜，沸后起锅取汁。有清热利湿，柔肝散结的作用。

（2）粳米与莲子粉同入锅内，加水适量，置武火上煮沸，再用文火熬至粥成。有益气健脾的作用。

（3）先煮山茱萸20分钟左右，再入韭菜，煮沸后取汁去渣。有温阳补肾的作用。

小儿发热

小儿发热的临床表现分为三类：外感发热症见发热、怕冷、鼻塞流涕、全身酸痛、舌苔薄、指纹鲜红；伤食发热症见发热面红、不思饮食、便秘烦躁、渴而喜饮、舌苔红燥、指纹深紫；阴虚发热症见低热日久或午后发热、手足心热、盗汗、食欲减退、舌红、指纹淡紫。

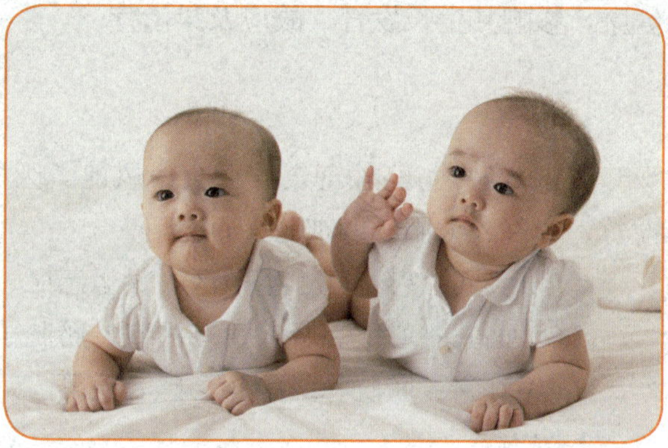

1.取穴

（1）经穴与经外奇穴：印堂、攒竹、太阳、百会、天柱、风池穴。

2.按摩

（1）用双手拇指在患儿印堂穴至前发际外交替直推20 遍。

（2）沿眉迹自眉头向眉梢直推20 遍。

（3）用双手中指指腹按揉两侧太阳穴各 1 分钟，并顺势按揉至耳后。

（4）左手托住患儿左手，右手拇指在患儿无名指末节罗纹向指根方向直推100 遍。

（5）再以食指、中指在前臂正中自腕向肘直推100 遍。

小贴士

当幼儿体温达到发烧温度时，使用温和（物理）的退烧方法可以使幼儿舒服一点。

（1）冷敷法：这个方法简便易行，用冷毛巾敷在前额，毛巾变热用冷水浸后重新敷用。用冷水袋或冰袋敷效果较好。

（2）全身温水拭浴或泡澡：将幼儿衣服解开，用温毛巾（37℃左右）搓揉全身或温水泡澡，如此可使幼儿皮肤血管扩张，将体气散出；水气由体表蒸发，也会吸收体热。每次泡澡10~15 分钟，4~6 小时一次。

（3）温酒精拭浴：将70%酒精兑自来水1：1，或75%的酒精兑水1：2，亦可用二锅头酒兑水1：4，放在小碗中。擦浴时门窗关好，用纱布或柔软小毛巾蘸碗中酒精，擦患儿手心、脚心、腋窝、上臂内侧、前胸和大腿根部。

小儿百日咳

百日咳是由百日咳杆菌引起的急性呼吸道传染病，因其病程较长，可达3个月左右，故有百日咳之称。中医学上又称为“顿咳”，是一种常见的儿科传染病。全年均可发病，以冬春季节为多，可延至春末夏初，发病高峰在6、7、8月。

1.取穴

（1）耳穴：肺、气管、肾上腺。

2.按摩

（1）棒点肺穴、气管穴各6分钟，压力0.1千克，频率为每分钟120次。

（2）棒揉肾上腺3分钟，压力0.15千克，频率为每分钟75次。

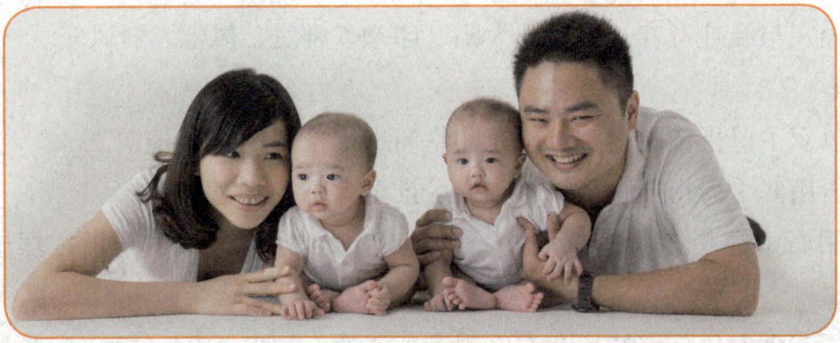

小贴士

（1）忌关门闭户，空气不畅。多让孩子在户外活动，尽量保持室内空气新鲜、流通，对孩子有益无害。

（2）忌烟尘刺激。家中如有吸烟者，在孩子生病期间最好不要吸烟，或到户外吸烟。此外，炒菜等，一定要设法到室外进行。

（3）忌卧床不动。百日咳的咳嗽是阵发性的，让孩子在空气新鲜的地方适当做些活动和游戏，往往会减轻咳嗽。

（4）忌饮食过饱。此即我们常说的“少吃多餐”，饮食以易消化、富营养为宜，以利吸收、增加抗病能力。故不能一次吃得过饱。

（5）忌和其他病儿接触，以免交叉感染，引起其他并发症，因此时抵抗力、免疫力都较低。

（6）忌疲劳过度。百日咳病期长，对孩子的身体消耗很大，所以既不可不让孩子活动，又不可放纵不管，要有充足的营养及休息，所以必须适度活动。

流行性腮腺炎

流行性腮腺炎简称“流腮”，亦称“痄腮”，俗称“猪头疯”“蛤蟆瘟”“对耳风”等，多发于春季，也是儿童和青少年中常见的呼吸道传染病，亦可见于成人。由腮腺炎病毒侵犯腮腺引起的急性呼吸传染病，可侵犯各种腺组织或神经系统及肝、肾、心脏、关节等器官，患者是传染源，飞沫的吸入是主要传播途径，接触患者后2～3周发病。

腮腺炎临床表现为一侧或两侧耳垂下肿大，腮腺常呈半球形，以耳垂为中心，边缘不清，表面发热，有角痛，张口或咀嚼时局部感到疼痛。

1.取穴

（1）经穴与经外奇穴：攒竹、太阳、印堂、神庭、风池、翳风穴。

2.按摩

（1）以双手拇指指腹交替从患儿印堂向上推至神庭穴20遍。

（2）再用双手拇指指腹从攒竹顺眉弓推至太阳穴20遍。

（3）用右手拇指指腹按揉印堂、神庭穴各半分钟，双手拇指按揉患儿攒竹穴半分钟。

（4）用双手大鱼际部按揉左右太阳穴1分钟。

（5）以左手握住患儿右手，右手拇指在患儿无名指末节罗纹面向指根方向直推100次。

（6）再以食指、中指在前臂正中自腕向肘直推100次。

（7）以食指、中指在患儿前臂尺侧自肘推向腕100次。

（8）左手轻扶患儿前额，右手轻扶患儿前额，右手拇指和中指指腹分别按揉风池穴1分钟。

（9）再以右手拇指分别按揉两侧翳风穴各1分钟。

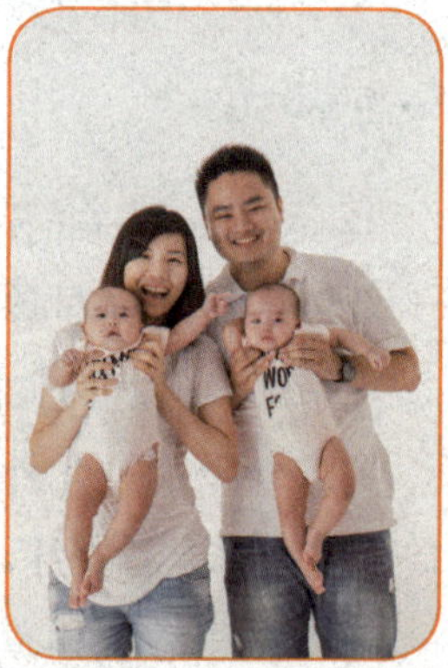

小贴士

（1）患者要与健康人隔离，居室要定时通风换气，保持空气流通。

（2）患者要注意休息，调节饮食。由于腮腺肿大可引起进食困难，因此要吃一些富有营养、易于消化的半流食或软食，如稀饭、面片汤、鸡蛋羹等。不要吃酸辣、过甜及干硬的食物，以免刺激唾液腺分泌，加重腮腺的肿痛。

（3）患者要注意口腔卫生，经常用温盐水或复方硼砂液漱口，以清除口腔内的食物残渣，防止出现继发性细菌感染。

（4）患者如果发热超过39℃，可采用头部冷敷、温水擦浴等方法，或在医生的指导下服用退热、止痛药，如阿司匹林、扑热息痛等，以缓解症状。

（5）男性患者如果出现睾丸肿大，并伴有压痛感时，可用冷水浸过的毛巾对局部进行冷敷，并用丁字形布带将睾丸托起来，以改善患者的局部症状。

小儿肌性斜颈

小儿肌性斜颈是指以头向患侧侧斜、前倾、旋向健侧和颜面部变形为特征的疾病。临床上，斜颈除极个别为脊柱畸形引起的骨性斜颈，视力障碍的代偿姿势性斜颈和颈部肌肉麻痹导致的神经性者外，一般系指一侧胸锁乳突肌挛缩造成的肌性斜颈。

造成斜颈的原因至今未明，除先天性畸形学说外，有不少学者认为由胸锁乳突肌局部缺血引起肌纤维化所致。缺血原因可能是多方面的，如胎内头位长期偏向一侧，或产程中肌肉内血管中血流暂时停滞，以致肌肉供血不足，日后逐渐成为梭状疤痕组织，或代之以纤维条索而造成的挛缩。

1.取穴

（1）经穴与经外奇穴：桥弓穴。

2.按摩

（1）受术者取仰卧位，术者坐于其头前偏患侧，以右手拇指在桥弓穴做推揉法20遍。

（2）再以拇指、食指和中指在条索状肿物处做提拿手法6遍。

（3）然后术者一手扶住患侧肩部，另一手扶住侧顶，向健侧轻轻转动3遍。

（4）向健侧侧弯，逐渐拉长胸锁乳突肌3遍。

（5）最后用一手拇指按揉患侧锁乳突肌6遍。

小贴士

（1）家长每日协助医生做患侧胸锁乳突肌的被动牵拉伸展运动。患儿睡眠时，可在头部两侧各放置一个沙袋，以纠正头部姿势。

（2）在日常生活中采用与头颈畸形相反方向的动作加以矫正，如喂奶、睡眠的枕垫或用玩具吸引患儿注意力，以帮助矫正斜颈。

（3）对斜颈的治疗是越早越好，若保守治疗6个月以上仍无明显改善者，应考虑手术矫形。

小儿斜视

斜视，俗称“斜眼”“斗鸡眼”“对眼”等。顾名思义，就是眼球位置不正。用医学术语描述则是眼视轴发生偏斜，并且不能为双眼的融合机能克服。

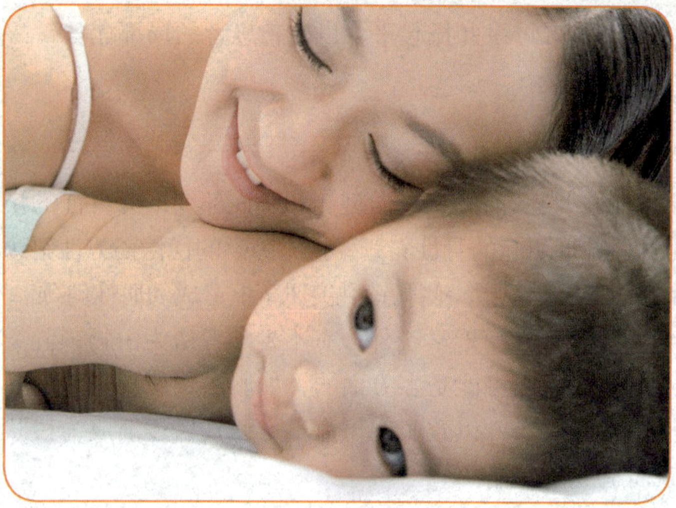

1.取穴

（1）经穴与经外奇穴：攒竹、睛明、鱼腰、阳白、承泣、太阳、瞳子髎穴。

2.按摩

（1）用五指推法向前额部至后发际6遍。

（2）用右手拇指指腹做一指禅推法于攒竹、睛明、鱼腰、阳白、承泣、太阳、瞳子髎穴，每穴推1分钟。

（3）用拇指指甲刺睛明、鱼腰、瞳子髎穴各半分钟，刺后适当按揉一会儿。

（4）用拇指刮抹目眶周围，旋绕6遍。

小贴士

小儿斜视的治疗方法，因斜视的类别不同而异，一般可分为手术疗法与非手术疗法。

（1）手术疗法：以手术方法调整外眼肌强度与附着点位置，使眼位趋于正常。先天性内斜视与上下斜视大多需要手术治疗，非调节性而斜度大的斜视，通常亦需要借手术来矫正。

（2）非手术疗法：并非所有的斜视都需要手术治疗，如果是调节性内斜视，只要戴上适当的远视眼镜或双光镜就可以矫正；如果并有中、高屈光异常，亦需常戴眼镜矫正。另外，可借着轴矫正训练的方法来帮助两眼单视能力的恢复与增加融像能力。如果并有弱视，则弱视训练亦是不可或缺的治疗。

第七章

妇科疾病的头部按摩疗法

FU KE JI BING DE TOU BU AN MO LIAO FA

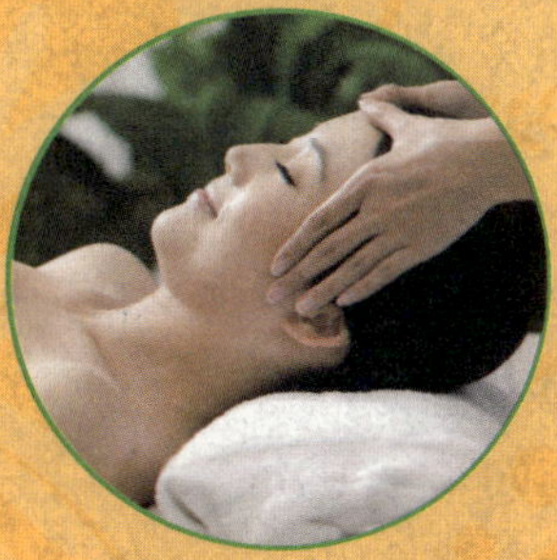

月经不调

月经不调是指月经的周期、经期、经量、经色、经质等出现异常改变以及伴随月经周期出现一系列症状的疾病，是常见的妇科疾病之一。

常见类型有月经先期、月经后期、月经先后不定期、月经过多、月经过少等。引起本病的原因主要有神经内分秘失调、疾病和药物影响等。

1.取穴

（1）经穴与经外奇穴：百会、风池、囟会、攒竹、率谷、风府、太阳、印堂、四神聪、风岩、百劳、插花等。

（2）头穴：强壮区、生殖区、精神情感区、通顶区、通顶旁区、血管舒缩区、安神区。

（3）面穴：心穴、脾穴、肾穴、肝穴、首面穴。

（4）耳穴：内生殖器、内分泌、皮质下、肝、肾。

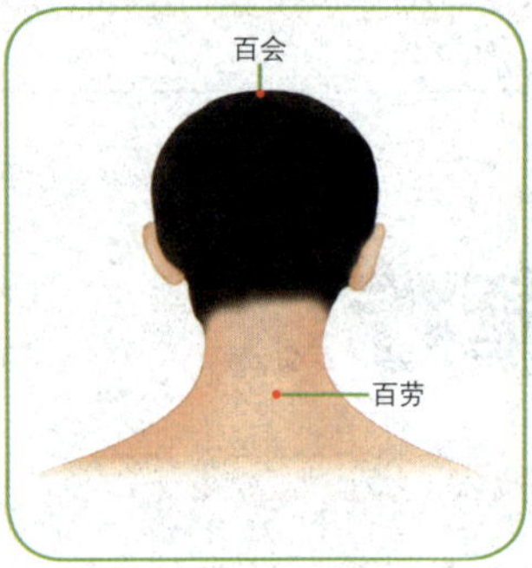

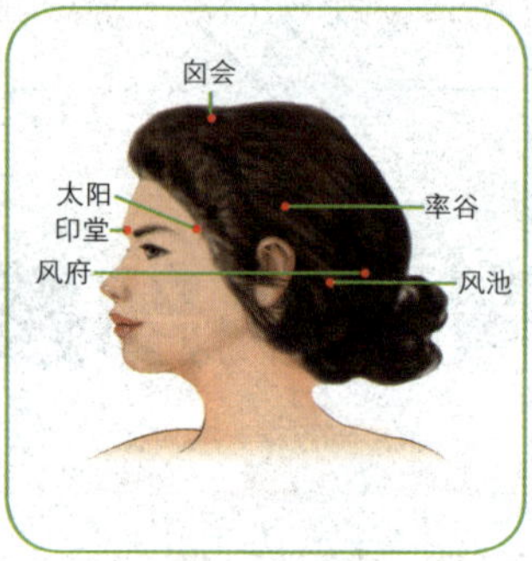

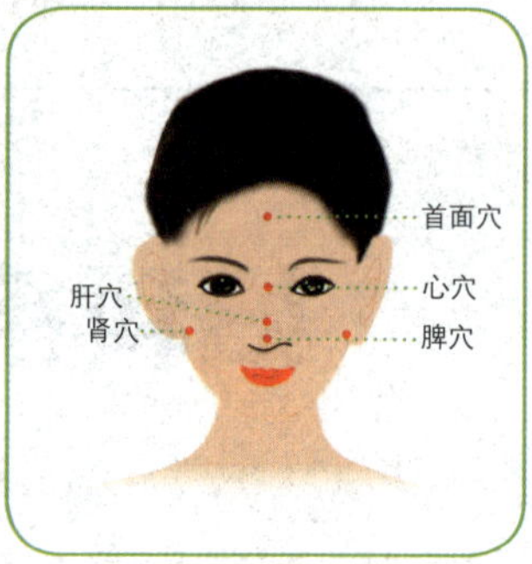

2.按摩

（1）按揉太阳、印堂、百会、风府、安眠、百劳、风岩、插花各30～50次，力度以有胀痛感为宜。

（2）按揉首面穴、肾穴、肝穴、心穴、脾穴各50～100次，力度适中。

（3）推按生殖区、强壮区、血管舒缩区、精神情感区、通顶区、通顶旁区、安神区各50～100次，力度以酸痛感为宜。

（4）分推攒竹至两侧太阳穴30～50次。

（5）用两手拇指指桡侧缘交替推印堂至囟会30～50次。

（6）拿捏风池穴10～20次。

（7）用中指指端叩击血管舒缩区、精神情感区、强壮区、生殖区各50～100次，力度适中。

（8）指揉耳部内生殖器穴5分钟，频率为每分钟60次，力度轻重兼施，以偏重为主。

（9）棒揉内分泌穴3分钟，频率为每分钟75次，力度轻柔。

（10）掐皮质下穴1分钟，酌情用力，至局部皮肤出现掐痕。

（11）棒按肝穴2分钟，频率为每分钟60次，力度适中。

（12）指振肾穴1分钟，频率为每分钟180次，力度以轻柔为主。

小贴士

（1）经期要防寒避湿，避免淋雨、涉水、游泳、喝冷饮等，尤其要防止下半身受凉，注意保暖。

（2）不妨在食谱中添加大葱、豆类、南瓜、大蒜、生姜、栗子、橘子等食物；另外，醋、酱、植物油、辣椒、胡椒等调料及炖牛肉、鸡肉高汤，都对这种情况引起的月经不调有一定作用。

（3）月经失调期间要保持外阴部清洁，免受细菌感染。

盆腔炎

盆腔炎是子宫内膜炎、子宫肌炎、附件炎和盆腔结缔组织炎的总称，指女性内生殖器及其周围结缔组织、盆腔腹膜发生炎性病变，是常见的妇科疾病。炎症可局限于一个部位，也可涉及几个部位，可分为急性和慢性。

急性盆腔炎的发病，常有近期流产、分娩、宫腔手术或经期性交史，有发热、下腹部疼痛伴有下坠感及带下增多等症状。慢性盆腔炎多由急性盆腔炎转化而来，表现为下腹部隐痛、腰背酸疼、腹胀、白带增多、月经不调和不孕等症状，多在劳累、性交后、月经期加重。

1.取穴

（1）经穴与经外奇穴：百会、风池、率谷、络却、百劳、风岩、太阳、泽田穴。

（2）头穴：生殖区、通顶区、腰区、足运感区、强壮区。

（3）面穴：膀胱子宫穴、肾穴、肝穴等。

（4）耳穴：内生殖器、皮质下、内分泌、盆腔等。

2.按摩

（1）用双手大拇指按揉太阳穴30～50次，以局部产生胀痛感为宜。

（2）按揉百会、百劳、风岩、络却、泽田各50～100次，力度适中。

（3）按揉膀胱子宫穴、肾穴、肝穴30～50次，力度以局部酸痛为佳。

（4）推按生殖区、腰区、通顶区、足运感区、强壮区各200次。

（5）中指指端叩击生殖区、腰区、足运感区各50～100次。

（6）用力按揉或拿捏风池穴20次，力度以局部产生胀痛感为宜。

（7）用双手拇指从前额正中线抹向两侧，在太阳穴处按揉3～5次，再推向耳后，并顺势向下推至颈部，按此做3遍。

（8）指揉内生殖器穴3分钟，频率为每分钟75次，力度适中。

（9）揉捏皮质下穴3分钟，频率为每分钟75次，力度柔和。

（10）棒揉内分泌穴3分钟，频率为每分钟150次，力度以柔和为主。

（11）棒推盆腔穴3分钟，频率为每分钟75次，力度轻重兼施，以柔和为主。

小贴士

（1）杜绝各种感染途径，保持会阴部清洁、干燥，每晚用清水清洗外阴，做到专人专盆，切不可用手掏洗阴道内，也不可用热水、肥皂等洗外阴。

（2）发热患者在退热时一般汗出较多，要注意保暖，保持身体干燥，汗出后更换衣裤，避免吹空调或直吹对流风。

（3）要注意观察白带的量、质、色、味。白带量多、色黄质稠、有臭秽味者，说明病情较重，如白带由黄转白（或浅黄），量由多变少，气味趋于正常（微酸味），说明病情有所好转。

（4）月经期、人流术后及上、取环等妇科手术后阴道有流血，一定要禁止性生活，禁止游泳、盆浴、洗桑拿浴，要勤换卫生巾，因此时机体抵抗力下降，致病菌易乘机而入，造成感染 。

（5）急性或亚急性盆腔炎患者要保持大便通畅，并观察大便的性状。

（6）被诊为急性或亚急性盆腔炎患者，一定要遵医嘱积极配合治疗。做到劳逸结合、节制房事，以避免症状加重。

（7）有些患者因患有慢性盆腔炎，稍感不适就自行服用抗生素，长期服用可出现阴道内菌群紊乱，引起阴道分泌物增多，呈白色豆渣样白带，此时应即到医院就诊，排除霉菌性阴道炎。

（8）盆腔炎患者要注意饮食调护，加强营养。

（9）发热期间饮食宜清淡、易消化，对高热伤津患者可给予梨汁、苹果汁、西瓜汁等，但不可冰镇后饮用。

（10）白带色黄、量多、质稠的患者属湿热证，忌食煎烤、油腻、辛辣之物。

（11）少腹冷痛、怕凉，腰酸疼的患者，属寒凝气滞型，则在饮食上可给予姜汤、红糖水、桂元肉等温热性食物。

（12）五心烦热、腰痛者多属肾阴虚，可食肉、蛋类血肉有情之品，以滋补强壮。

（13）做好避孕工作，尽量减少人工流产术的创伤。

经行头痛

每逢月经期或经行前后出现头痛，经净后头痛消失称为“经行头痛”。头痛严重者伴恶心、呕吐等不适症状。以育龄期妇女多见，亦可见于更年期尚未绝经者。本病治疗后效果较好，对顽固性头痛者要排除头部器质性病变。本病属中医的经行前后诸症。

1.取穴

（1）经穴与经外奇穴：印堂、神庭、太阳、百会、完骨、风池穴。

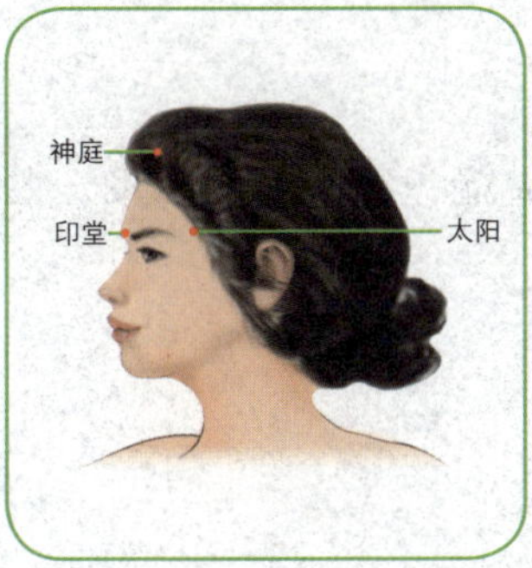

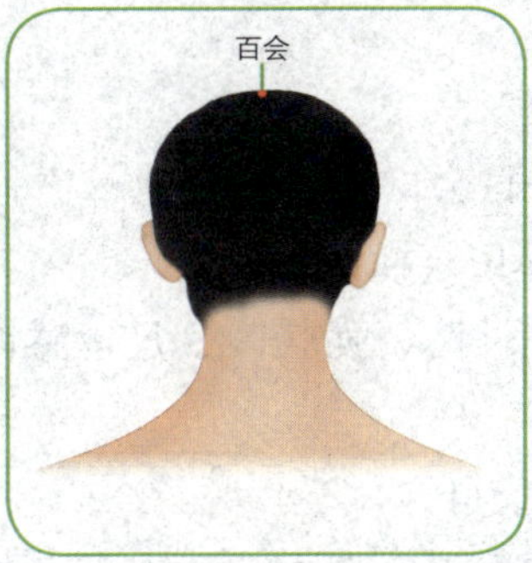

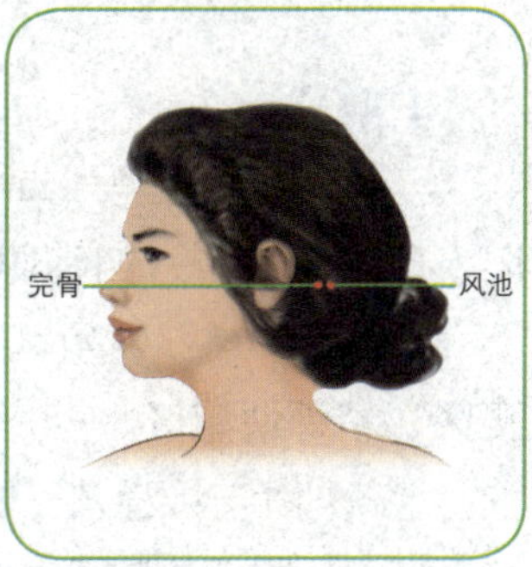

2.按摩

（1）以双手拇指指腹交替由印堂穴推至神庭穴，共推6遍。

（2）再以两手拇指指腹由额正中线向两侧分推至左右、太阳穴6遍。

（3）用双手拇指按揉两侧太阳穴半分钟。

（4）十指微屈、分开，交替由前发际处推至后发际处6遍。

（5）以左手轻扶患者前额部，右手拇指和中指指腹分别按揉左右风池穴各1分钟。

（6）用右手中指指端按压百会穴1分钟。

（7）用右手拇指和中指指腹由上而下拿捏颈项两侧肌肉6遍。

（8）用右手拇指抹桥弓3遍，最后转到患者前偏右侧。

小贴士

（1）牛奶、冰淇淋、腌制肉、含硝酸盐和亚硝酸盐的食品以及咖啡、巧克力等，均能诱发头痛，要尽量避免食用。

（2）在挑选食物时，还应力求清淡、新鲜，避免辛辣、刺激之品。

（3）要学会控制自己的情绪，保证充足的睡眠，防止过劳。

性冷淡症

性冷淡症是指对房事没有兴趣，行房事时不能进入性高潮的病症。性冷淡症的常见病因是由于对性知识了解不足而产生的心理障碍，情绪抑制、恐惧，精神紧张，性生活不协调，卵巢功能不良，垂体前叶功能减退，促性腺激素及肾上腺皮质激素分泌功能失调等因素所致。

中医学认为脾肾阳虚、肝肾阴虚、肝胆气虚及心气不足是造成性冷淡的重要因素，因而头部按摩通过滋补肝肾、加强性腺功能，达到治疗目的。

1.取穴

（1）经穴与经外奇穴：百会、神庭、风池、攒竹、兑端、瞳子髎、承浆、太阳、印堂、百劳、四神聪、泽田、插花穴。

（2）头穴：生殖区、安神区、强壮区、足运感区、腰区、精神情感区。

（3）面穴：肾穴、心穴、肝穴。

（4）耳穴：脑垂体、皮质下、睾丸、兴奋点、外生殖器、肾、尿道。

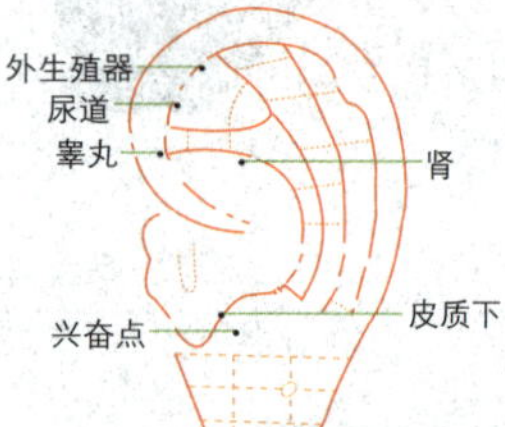

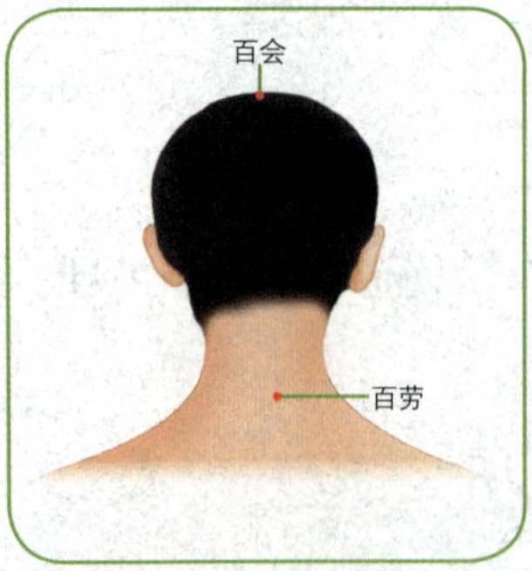

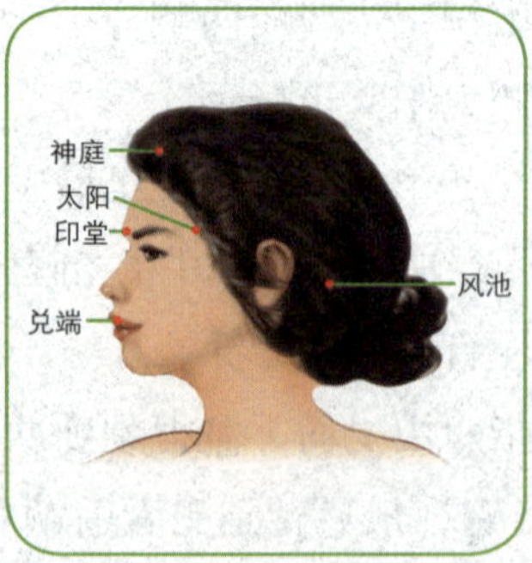

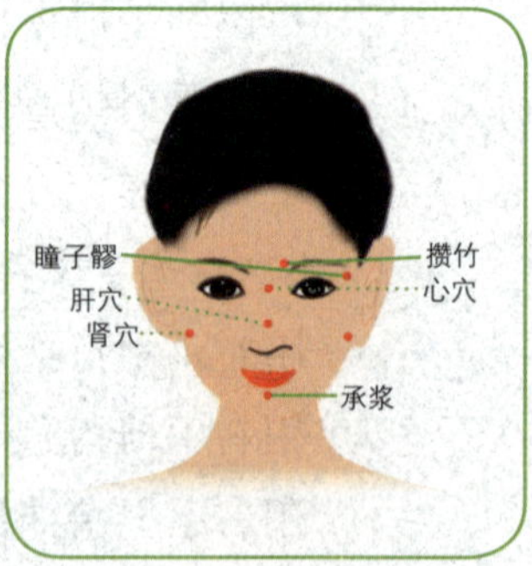

2.按摩

（1）按揉太阳穴30次，向前、后各15次，力度以产生胀痛感为宜。

（2）按揉百会、瞳子髎、百劳、四神聪、风岩、泽田、插花各50～100次。

（3）按揉肾穴、肝穴、心穴各50～100次，力度适中。

（4）用中指指端轻揉兑端、承浆各50～100次，力度适中。

（5）交替推印堂至神庭30～50次，力度适中。

（6）用双手拇指螺纹面分推攒竹至两侧太阳穴30次，力度轻柔。

（7）推按生殖区、强壮区、腰区、足运感区、精神情感区、安神区各50～100次。

（8）拿捏风池穴10～20次，力度轻柔。

（9）用中指指端叩击强壮区、生殖区、足运感区各50～100次。

（10）指揉外生殖器穴3分钟，频率为每分钟90次，力度适中。

（11）揉捏皮质下3分钟，频率为每分钟90次，力度以轻柔为主。

（12）指点肾穴3分钟，频率为每分钟120次，力度适中。

（13）棒揉尿道、睾丸、兴奋点、脑垂体各3分钟，频率为每分钟60次，力度轻缓、柔和。

更年期综合征

本病男女都可发生，但女性发病较早，症状也较重，一般多在45～55岁之间，表现为月经逐渐停止来潮，出现一些与绝经有关的症状，所以又称为“绝经期综合征”。男性患者发病较晚，症状也较轻，一般多发生在50～65岁之间。

临床表现为烦躁易怒、记忆力减退、失眠、头痛头晕、心慌、易出汗、身体发胖、尿频，男性患者还可有性欲下降、甚至出现阳痿等。

1.取穴

（1）经穴与经外奇穴：百会、风池、神庭、攒竹、率谷、太阳、安眠、印

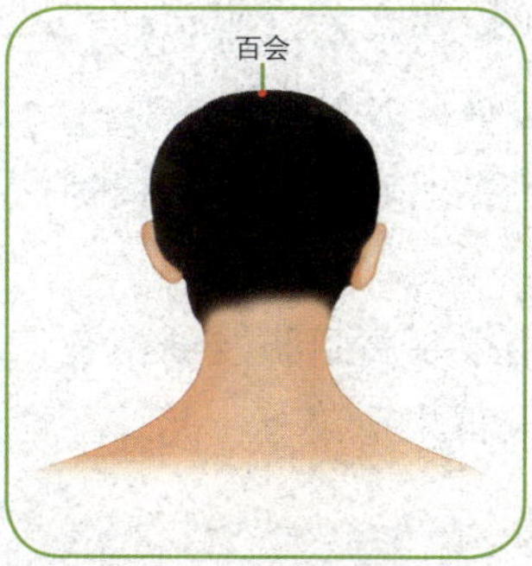

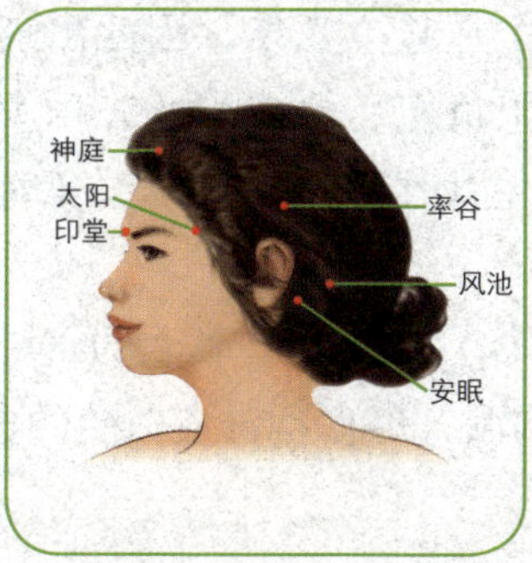

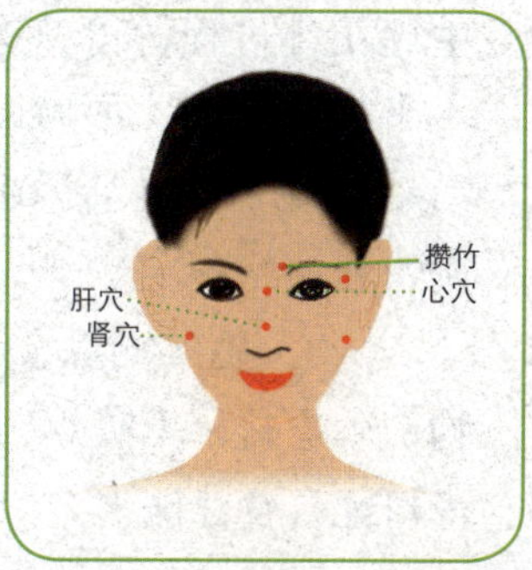

堂、四神聪等。

（2）头穴：安宁区、安神区、精神情感区、胸腔区。

（3）面穴：心穴、肝穴、肾穴。

（4）耳穴：皮质下、内分泌、交感、内生殖器。

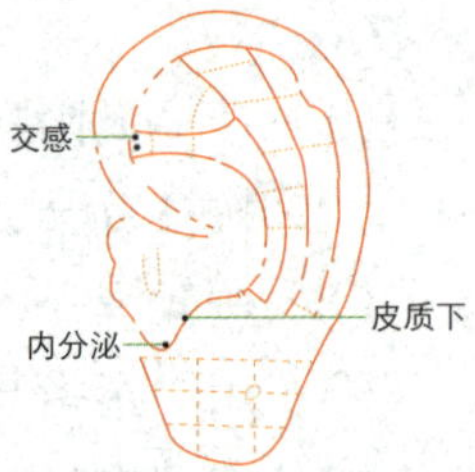

2.按摩

（1）按揉两侧太阳穴各30～50次。

（2）按揉百会、四神聪、安眠、肝穴、肾穴、心穴50～100次，力度以产生局部胀痛为宜。

（3）推按安宁区、安神区、精神情感区、胸腔区各50～100次。

（4）交替推印堂至神庭30～50次。

（5）分推攒竹至两侧太阳穴30～50次。

（6）用拇指指桡侧缘以率谷穴为中心扫散头部两侧胆经各30～50次。

（7）用中指指端叩击安宁区、精神情感区、胸腔区各50～100次。

（8）按揉或拿捏风池穴10～20次，力度要轻柔。

（9）揉捏皮质下穴3分钟，频率为每分钟75次，力度以轻柔为主。

（10）棒揉耳部的内分泌穴3分钟，频率为每分钟60次，力度适中。

（11）用拇指指端点按交感穴3分钟，频率为每分钟90次，力度适中。

（12）指推内生殖器穴3分钟，频率为每分钟90次，力度适中。

小贴士

（1）更年期综合征的起居调养法。生活应有规律，注意劳逸结合，保证充足睡眠，但不宜过多卧床休息。身体尚好时，应主动从事力所能及的工作和家务，或参加一些有益的文体活动和社会活动，如太极拳等，以丰富精神生活，增强身体素质。保持和谐的性生活。

（2）更年期综合征的心理调养法。患者首先要明确更年期是一个正常的生理变化过程，可持续几个月甚至几年，因此出现一些症状是不可避免的，不必过分焦虑，要解除思想负担，保持豁达、乐观的情绪。多参加一些娱乐活动，以丰富生活乐趣。注意改进人际关系，及时疏导心理障碍，保持精神愉快和情绪稳定。

（3）更年期综合征的饮食调养法。饮食方面应适当限制高脂肪及糖类食物，少吃盐，不吸烟，不喝酒，多食富含蛋白质的食物及瓜果蔬菜等。此外，尚可配合食疗法。

第八章

男科疾病的头部按摩疗法

NAN KE JI BING DE TOU BU AN MO LIAO FA

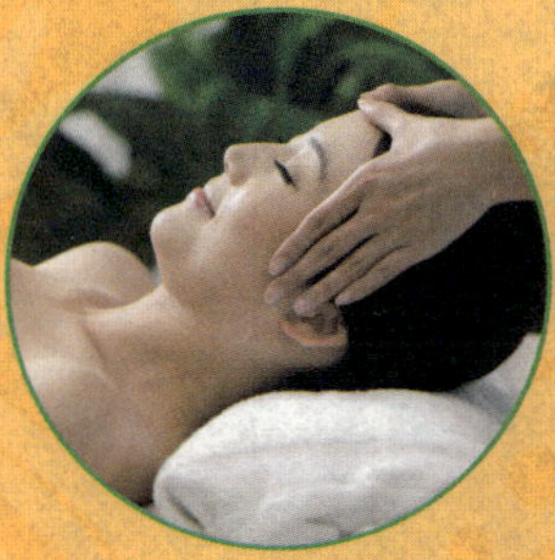

阳痿

阳痿是指成年男子出现阴茎不能勃起或勃起不坚，以致不能完成性交的病症。一般由精神心理因素和器质性病变所致。

阳痿患者常伴有精神不振、头晕目眩、面色苍白、腰酸腿软、畏寒肢凉、阴囊多汗、小便黄赤等症状。

中医学认为阳痿多由房室劳损、肝肾不足、命门火衰引起。

1.取穴

（1）经穴与经外奇穴：百会、风池、囟会、攒竹、率谷、太阳、印堂、百劳、桥弓、四神聪、安眠、泽田穴。

（2）头穴：生殖区、强壮区、足运感区、安神区、精神情感区。

（3）面穴：首面穴、肾穴、心穴、肝穴等。

（4）耳穴：外生殖器、内生殖器、肾、睾丸、内分泌、肾上腺、皮质下。

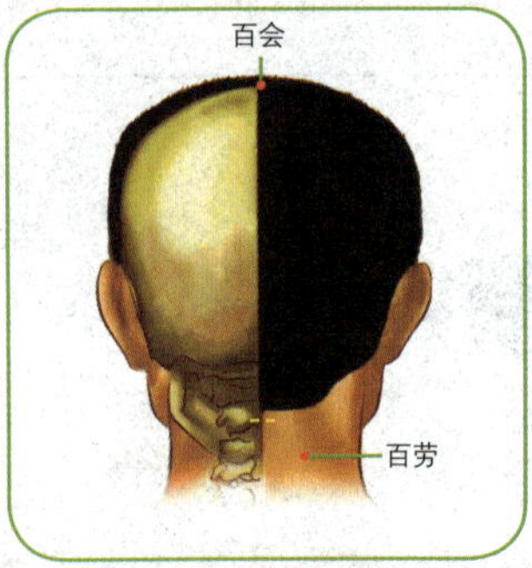

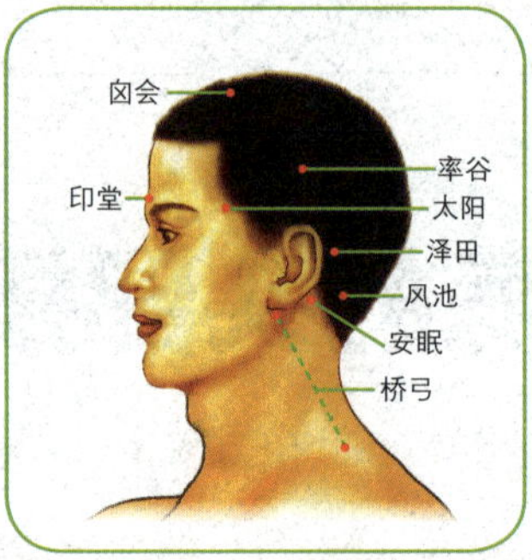

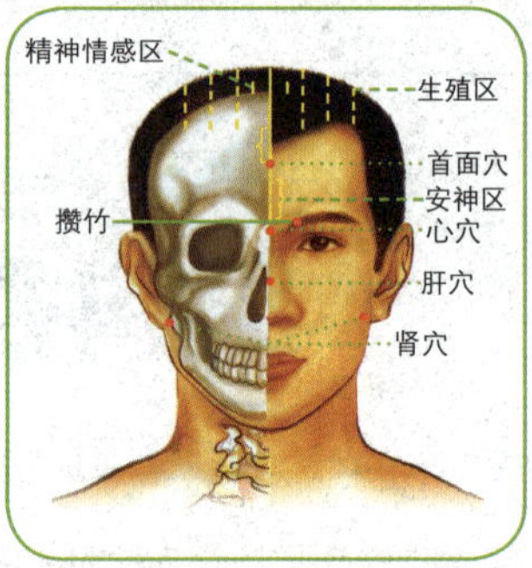

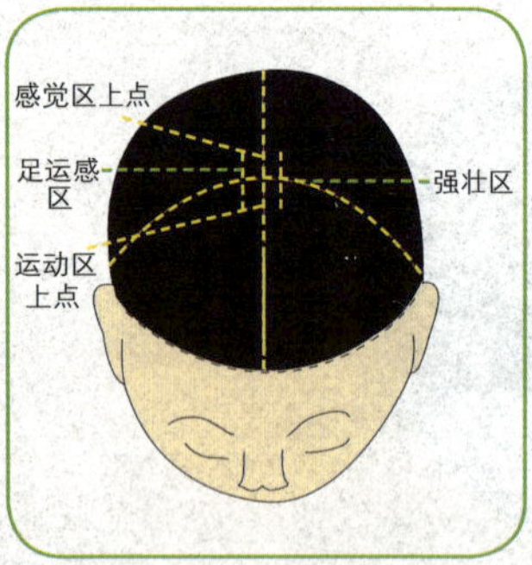

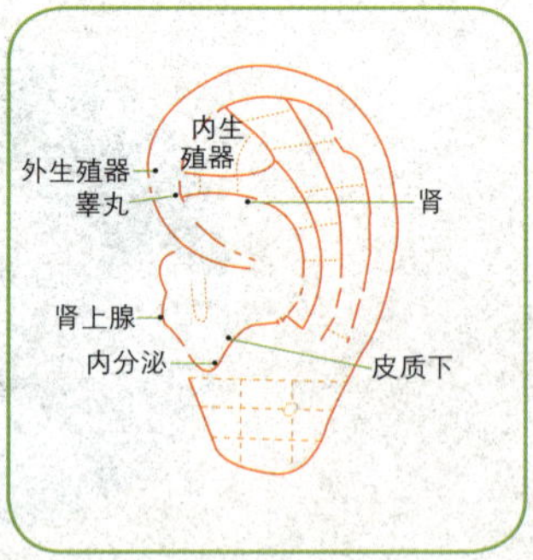

2.按摩

（1）按揉太阳穴30～50次，顺时针旋转。

（2）按揉百会、印堂、四神聪、百劳、安眠、泽田各50～100次。

（3）按揉心穴、首面穴、肝穴、肾穴各50～100次。

（4）直推生殖区、强壮穴、安神区、足运感区、精神情感区各300次。

（5）交替推印堂至囟会30～50次。

（6）用双手拇指分推攒竹至两侧太阳穴30～50次。

（7）中指叩击生殖区、安神区、强壮区各50～100次。

（8）按揉或拿捏风池穴10～20次。

（9）用拇指直推桥弓，先左后右，每侧10次。

（10）指揉内生殖器穴5分钟，频率为每分钟90次，力度以偏重为主。

（11）弹外生殖器穴5分钟，酌情用力，频率为每分钟120次，以局部微痛为度。

（12）棒推肾、肾上腺、内分泌、皮质下、睾丸各3分钟，频率为每分钟75次，力度轻缓、柔和。

（13）揉捏耳轮部5分钟，频率为每分钟90次，力度要轻柔。

小贴士

（1）饮食以软食为主，适当进食滋养性食物，如蛋类、骨汤、莲子、核桃等。

（2）宜进食壮阳食物，如鸡肉、海虾、海马、羊肾、乌龟、泥鳅、河虾、鹌鹑蛋、麻雀蛋、海参、金樱子、韭菜、蛇床子等。

（3）宜补锌，食用含锌较多的食物，如牡蛎、牛肉、鸡肝、蛋、花生米等。

（4）宜多吃动物内脏。

（5）宜常吃含精氨酸较多的食物，如山药、银杏、鳝鱼、海参、墨鱼、章鱼等。

（6）不要酗酒。

（7）禁食肥腻、过甜、过咸的食物。

遗精

男子未经性交而泄出精液，称为“遗精”。遗精有梦遗、滑精之分。有梦而遗精者，为梦遗；无梦而遗，甚至清醒时精液流出者，为滑精。

未婚成年男子或婚后夫妻分居的男性，在1个月内梦遗1～2次，属正常现象。若每周遗精达2次以上或清醒时流精，伴有头昏、失眠、神疲乏力、腰膝酸软等症状，则属于异常现象。

1.取穴

（1）经穴与经外奇穴：百会、神庭、率谷、攒竹、强间、风池、太阳、印堂、百劳、四神聪、安眠、顶上回毛、桥弓等。

（2）头穴：强壮区、生殖区、足运感区、安宁区、安神区、腰区。

（3）面穴：心穴、肾穴、肝穴。

（4）耳穴：肾、肾上腺、神门、心、内分泌。

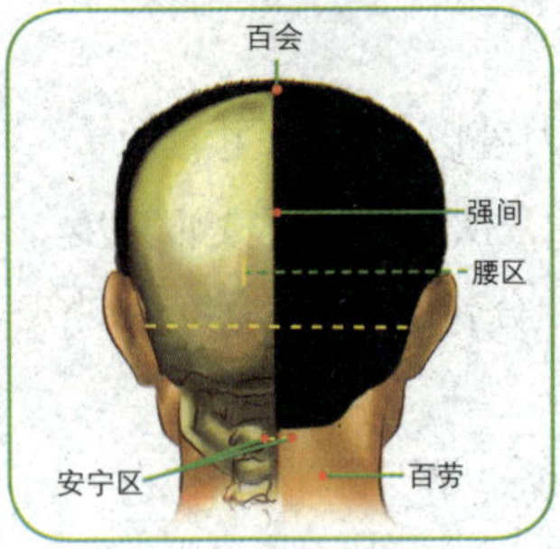

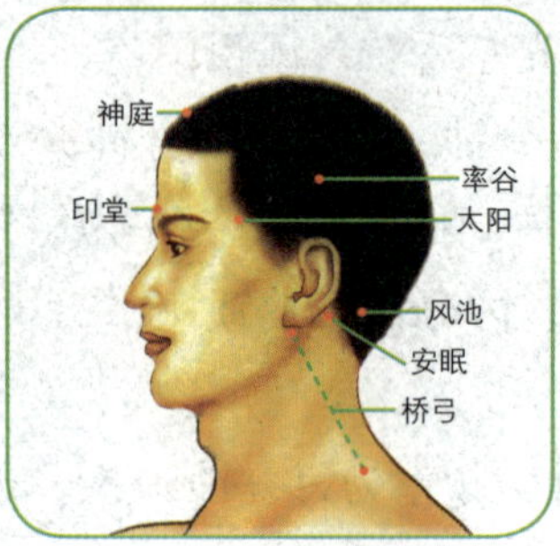

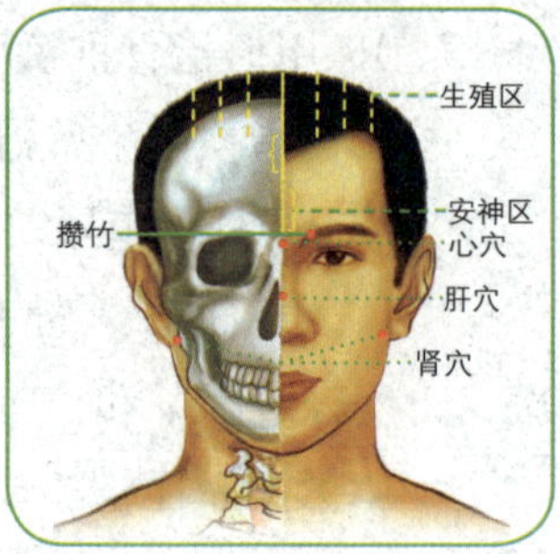

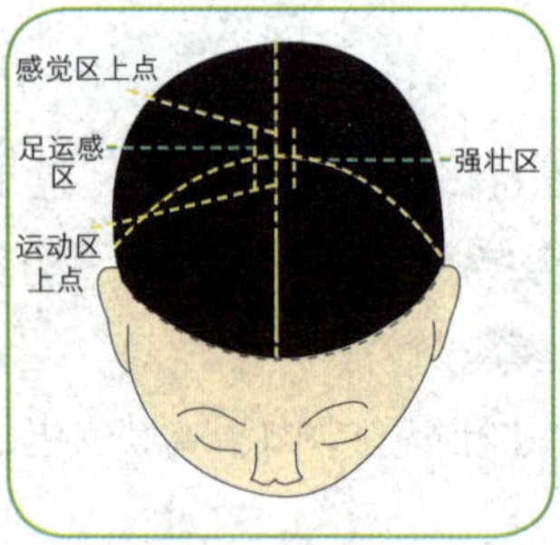

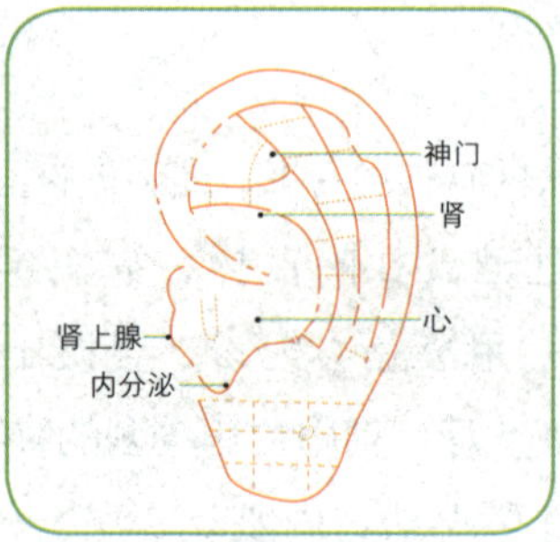

2.按摩

（1）用双手拇指指桡侧缘交替推印堂至神庭30次。

（2）用双手拇指螺纹面分推攒竹至两侧太阳穴30次。

（3）用拇指螺纹面按揉百会、强间、印堂、四神聪、百劳、安眠、顶上回毛各100次。

（4）用拇指指桡侧缘直推生殖区、强壮区、足运感区、安神区、安宁区、腰区等各300次。

（5）按揉心穴、肝穴、肾穴各300次。

（6）用中指指端叩击百会穴、生殖区、强壮区、腰区各50～100次。

（7）用拇指螺纹面向下直推桥弓，先左后右，每侧10～20次。

（8）按揉或拿捏风池穴10～20次，以局部产生轻微酸胀感为宜。

（9）用双手拇指螺纹面从前额正中线抹向两侧，在太阳穴处按揉3～5次，再推向耳后，并顺势向下推至颈部，连做3遍。

（10）指振心穴3分钟，频率为每分钟60次，力度适中。
（11）棒揉内分泌穴6分钟，频率为每分钟90次，力度轻柔。
（12）棒推神门、肾、肾上腺穴各3分钟，频率为每分钟90次，力度轻柔。

小贴士

（1）勿把生理现象视为疾病，增加精神负担。成人未婚或婚后久别1~2周出现1次遗精，遗精后并无不适，属于正常生理现象。千万不要为此忧心忡忡，徒增思想包袱，自寻烦恼。

（2）既病之后，不要过分紧张。遗精时不要中途忍精，不要用手捏住阴茎不使精液流出，以免败精贮留精宫，变生他病。遗精后不要受凉，更不要用冷水洗涤，以防寒邪乘虚而入。

前列腺炎

前列腺炎是中年男性最常见的疾病之一，发病年龄为15~55岁，可分为急性前列腺炎、慢性前列腺炎，慢性前列腺炎又可分为细菌性前列腺炎、非细菌性前列腺炎、前列腺痛等。前列腺炎症状繁多，个体差异较大，目前把前列腺炎的症状统称为“前列腺炎综合征”。本病属于中医学“热淋”范畴。

1.取穴

（1）耳穴：内生殖器穴、艇中、尿道。

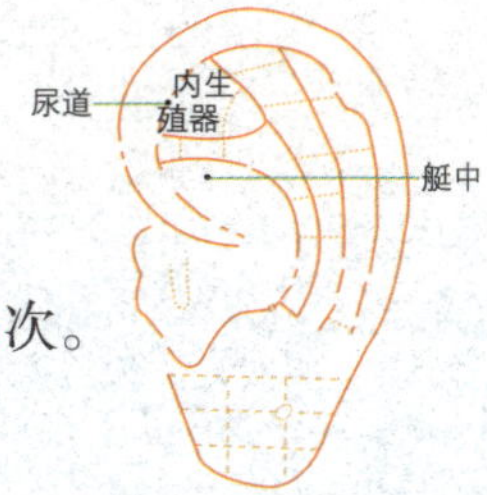

2.按摩

（1）指揉内生殖器穴、尿道穴各3分钟，频率为每分钟75次。
（2）棒揉艇中穴3分钟，频率为每分钟75次。

小贴士

（1）饮食有节，不过食肥甘、厚味、辛辣之品，多食新鲜蔬菜和水果。

（2）起居有规律，性生活要有节制，避免房事过度，强忍精出。不要骑车时间过长和久坐。

（3）加强锻炼，经常提肛、收紧臀部，绷紧会阴部肌肉及活动骨盆，对于改善会阴部位血液循环、促使炎症消散有好处。

（4）适度用药，详察病情，辨证施治，不可投壮阳之品，坚持热水坐浴。

第九章

美容保健

MEI RONG BAO JIAN

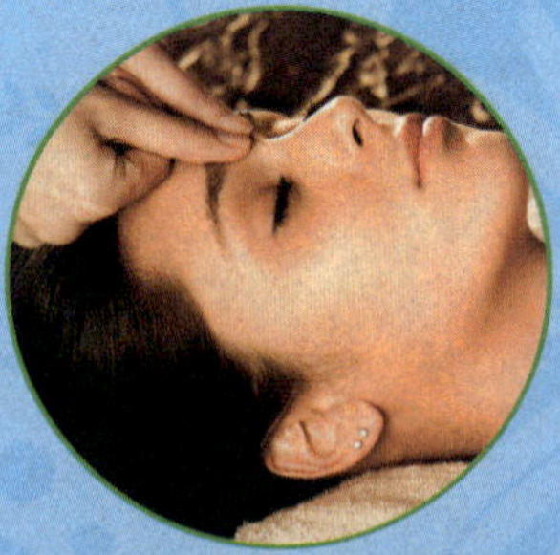

雀斑

雀斑是一种浅褐色小斑点，针尖至米粒大小，常出现于前额、鼻梁和脸颊等处，偶尔也会出现于颈部、肩部、手背等处。见《外科正宗》卷四。俗称“雀子斑”。多因火郁孙络血分或肺经风热所致，可用玉容散水调搽患处或以白茯苓末调敷之。

1.取穴

（1）经穴与经外奇穴：印堂、神庭、攒竹、太阳、风池、风府、迎香、颊车、人中、承浆、百会穴。

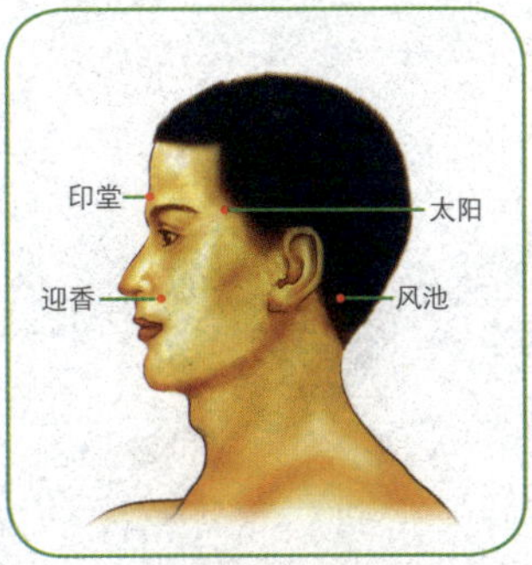

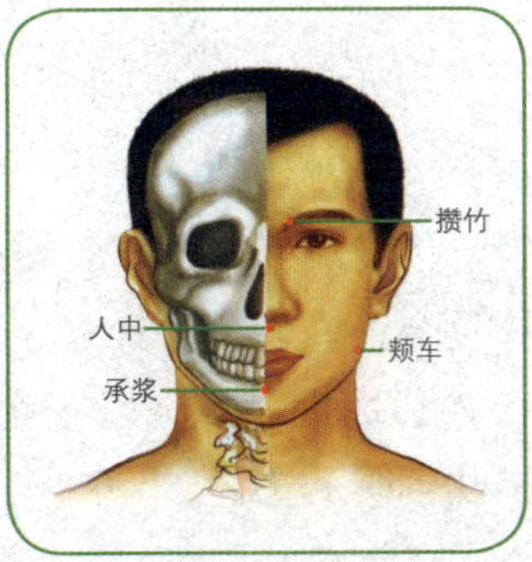

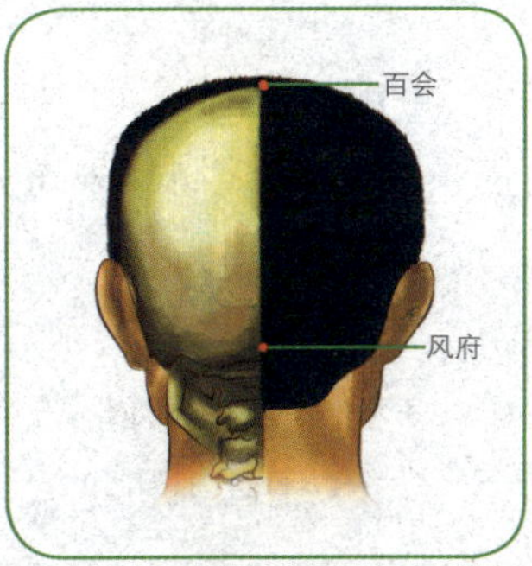

2.按摩

（1）受术者取俯卧，术者面对受术者立其身前，用双手拇指指腹部做一指禅推法，分推面额部至太阳穴共10遍。然后用双手拇指指腹分别按揉左右攒竹、太阳、迎香穴各1分钟，并用右手指指腹点按人中、承浆、神庭、印堂穴各1分钟。

（2）受术者取坐位，术者立其身偏左侧，以左手掌轻托受术者面额部，以右手拇指和中指两指指腹分别按揉风池、风府穴各1分钟，然后以右手拇指指腹部按揉百会穴1分钟。

（3）受术者取仰位，术者坐于受术者头前，用双手拇指指腹部由两侧迎香穴推至颊车穴各10遍。术者将双手掌搓，然后按摩受术者两侧面颊部。

小贴士

（1）多食富含维生素C和维生素E的新鲜水果和蔬菜。

（2）忌食光敏性药物及食物，如补骨脂素甲氧、芹菜、白萝卜、香菜等。

（3）保持心情舒畅、愉快，避免忧思抑郁的精神状态。

（4）切忌乱使用药物，使用祛斑产品应在医生指导下合理用药。

少白头

少白头，西医称之为“早老性白发病”，是一种发于儿童及青年时期的白发性疾病，病因十分复杂，分为先天性少白头和后天性少白头。在后天性少白头者中，有许多是伴随某种疾病发生的，有些则是由于精神过度和营养不良所致。

中医认为，毛发与元气、宗气、营气关系密切，三者的供给或功能状况保持平衡才能使人体的皮肤、毛发正常而美观，如有一气不足，就会影响其他诸气的运行或功能；如有两气受损，必然招致人体的皮肤和毛发受损，失去正常结构和性质，表现为不同程度的病态。

1.取穴

（1）经穴与经外奇穴：百会、四神聪穴。

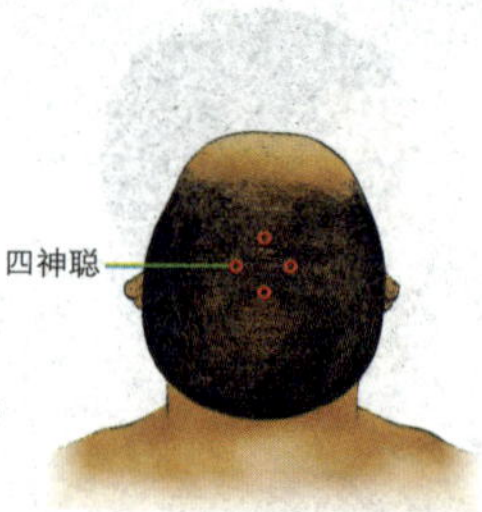

2.按摩

（1）单手握拳，以拇指揉百会，左右手各20次。

（2）按压四神聪穴30～50次，力度稍重，以胀疼为佳。

（3）用吹风机把穴位周围吹到暖和为止。

小贴士

少白头患者可以多吃一些含铁、钙、锌等矿物质和维生素A、维生素B、维生素C以及含蛋白质较多的食品。富含蛋白质的食品有鱼类、瘦猪肉、牛奶、乳制品及豆制品。富含维生素A的食物有胡萝卜、菠菜、莴笋叶、杏仁、核仁、芒果等瓜果蔬菜以及动物肝脏、鱼虾类和蛋类。避免食用过油、过甜的食物，保持头皮清洁，建议每天洗1次头。

（1）宜补充铁质，多食黄豆、黑豆、蛋类、禽类、带鱼、虾、熟花生。

（2）宜食含碘高的食物。

（3）宜多食碱性物质，如新鲜蔬菜、水果。

（4）宜多食富含维生素E的食物，如芹菜、苋菜、菠菜、枸杞菜、芥菜、金针菜、黑芝麻等。

（5）宜多吃含黏蛋白和骨胶质多的食物，如牛骨汤、排骨汤等。

（6）忌食烟、酒及辛辣刺激食物，如葱、蒜、韭菜、姜、花椒、辣椒、桂皮等。

（7）忌油腻、燥热食物，如肥肉、油炸食品。

（8）忌过食糖分和脂肪丰富的食物，如肝类、肉类、洋葱等酸性食物。

肥胖症

肥胖是指人体内脂肪堆积过多，显著超过正常人标准。肥胖的判断没有绝对标准，一般可根据标准体重判断。标准体重有一种比较简易的计算方法。

男性平均体重(kg)=身高(cm) -105

女性平均体重(kg)=身高(cm) -100

一般而言，超过标准体重10%者，为过重；超过标准体重20%～30%者，为轻度肥胖；超过30%～50%者，为中度肥胖；超过50%以上，则为重度肥胖。

肥胖症可发于任何年龄，但以40～50岁女性多见。医学界目前认为引起肥胖的原因大致有两类：①病理性致肥，主要是因为内分泌失调，体内脂肪代谢障碍，脂肪积而不“化”；②生理性致肥，主要是因为饮食失控，营养摄入失衡，致使体内脂肪过量堆积。

由于肥胖程度不同，表现亦各异，轻度肥胖者一般无任何症状，中度和重度肥胖者有行为缓慢、易感疲劳、气促、负重关节酸痛或易出现退行性病变。男性可有阳痿，女性可有月经量减少、闭经、不孕，常有腰酸、关节疼痛等症状。肥胖易伴发高血压、冠状动脉粥样硬化性心脏病、痛风、动脉硬化、糖尿病、胆石症等。

1.取穴

（1）经穴与经外奇穴：风池、头维、百劳、泽田等。

（2）头穴：运用区、运动区、胃区、生殖区等。

（3）面穴：肾穴、胃穴、肝穴。

（4）耳穴：口、食道、子宫、脑点、内分泌、兴奋点、大肠、饥点、渴点、卵巢、睾丸等。

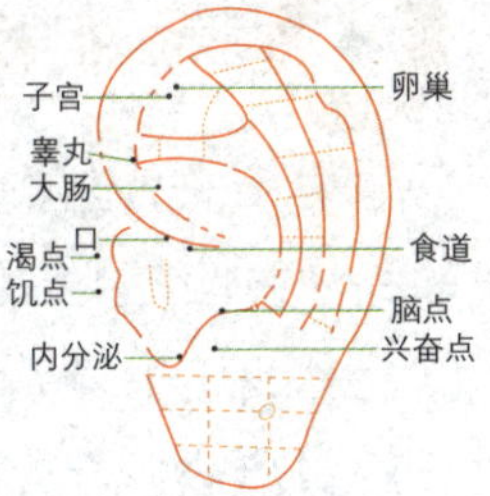

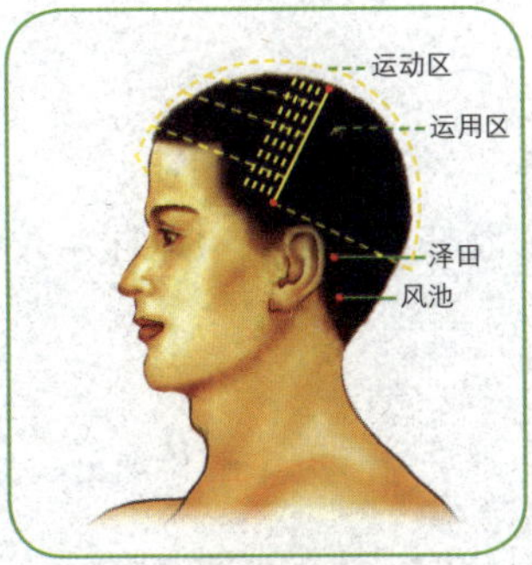

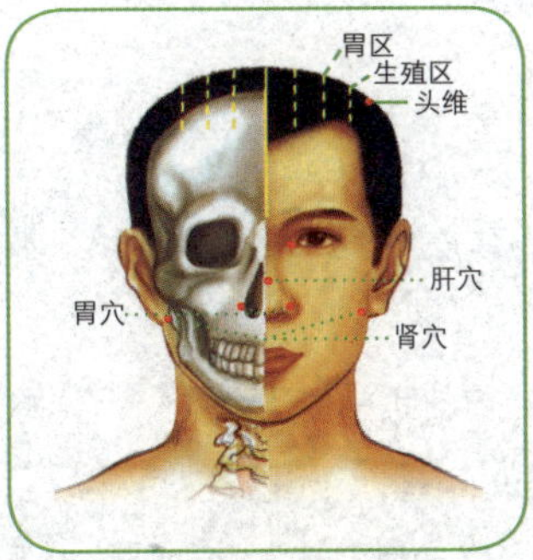

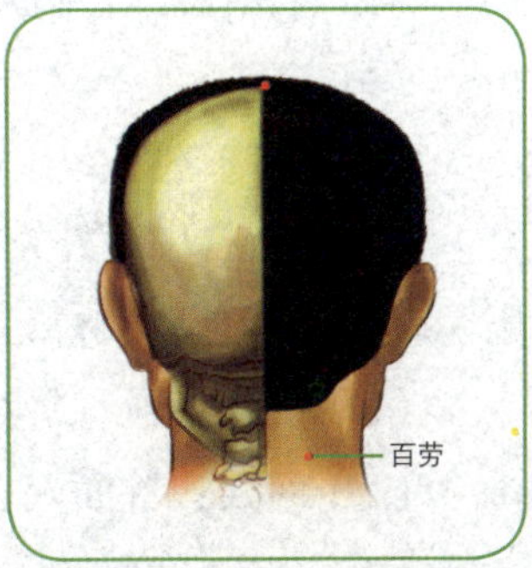

2.按摩

（1）按揉百劳、泽田、头维、肾穴、肝穴、胃穴各100～200次。

（2）叩击胃区、运动区各50～100次。

（3）拿捏风池穴20～30次，以产生酸胀感为宜。

（4）直推运动区、生殖区、运用区各300次。

（5）棒点口穴、食道各6分钟，频率为每分钟180次，力度要轻缓柔和。

（6）以双手食指和拇指指端捏揉或掐揉耳部的子宫、脑点、内分泌、兴奋点、大肠等穴各2分钟，力度以产生局部胀痛感为宜。

小贴士

（1）少摄入碳水化合物，如米饭、馒头之类，注意是少吃。

（2）多吃些豆类、营养类食物。

（3）中午多吃，晚上要少吃。

（4）减肥不是一朝一夕的事情，要养成习惯。

（5）每天以38~40 ℃的热水沐浴15分钟。

（6）戒吃零食和宵夜，多吃蛋白质丰富的食物，晚餐少吃高淀粉及高糖分食物。

青春痘

青春痘是痤疮的俗称，亦称“粉刺”，是由于毛囊及皮脂腺阻塞、发炎所引发的一种慢性、炎症性皮肤病。青春痘好发于青年，男多于女。

中医认为，本病常由肺经风热阻于肌肤所致；或因过食肥甘、油腻、辛辣食物，脾胃蕴热、湿热内生、熏蒸于面而成；或因青春之体，血气方刚，阳热、上升，与风寒相搏，郁阻肌肤所致。

1.取穴

（1）经穴与经外奇穴：百会、攒竹、神庭、阳白、天柱、率谷、风池、太阳、印堂、四神聪、桥弓穴。

（2）头穴：血管舒缩区、安神区、安宁区、生殖区、足运感区。

（3）面穴：首面穴、肝穴、肾穴、心穴。

（4）耳穴：面颊区、内分泌、肺、肝、脾、激素、子宫、皮质下、大肠、睾丸。

2.按摩

（1）按揉太阳穴30～50次，顺时针旋转，力度以产生胀痛感为宜。

（2）用拇指按揉百会、风池、风府、印堂、四神聪各50次，力度适中。

（3）按首面穴，揉心穴、肝穴、肾穴各50～100次。

（4）用双手拇指指桡侧缘交替推印堂穴至神庭30～50次。

（5）分推攒竹经阳白至两侧太阳穴30次。

（6）向下直推桥弓，先左后右，每侧10～20次。

（7）用拇指指桡侧缘直推血管舒缩区、生殖区、足运感区、安宁区、安神区各50～100次。

（8）中指指端叩击血管舒缩区、生殖区各30～50次。

（9）指揉子宫穴3分钟，频率为每分钟75次，力度适中。

（10）揉捏皮质下穴3分钟，频率为每分钟75次，力度轻缓柔和。

（11）棒揉内分泌、肝、肺、脾等穴各3分钟，频率为每分钟150次，力度柔和。

（12）指揉面颊区3分钟，频率为每分钟60次，力度适中。

小贴士

（1）清洁皮肤。

（2）疏通毛孔。

（3）避免使用油性或粉质化妆品，酌情使用水质护扶品，尤忌浓妆。

（4）避免用手经常触摸已长出的粉刺或用头发及粉底霜极力掩盖皮疹，尤其要克服用手乱挤、乱压粉刺的不良习惯。

（5）饮食上少吃脂肪、高糖、辛辣、油煎的食品及饮用白酒、咖啡等刺激性饮料，多吃蔬菜、水果，多饮开水。

（6）坚持多在室内做一些大幅度运动，以加快血液循环，促使体内的废物及时排出体外，使皮肤在不断出汗的过程中保持毛孔通畅，随后应及时清洗。

黑眼圈

黑眼圈也是我们常说的“熊猫眼”，是由于经常熬夜、情绪不稳定、眼部疲劳、衰老、静脉血管血流速度过于缓慢、眼部皮肤红血球细胞供氧不足、静脉血管中二氧化碳及代谢废物过多，形成慢性缺氧、血液较暗并造成滞流以及眼部色素沉着。

1.取穴

（1）经穴与经外奇穴：攒竹、睛明、瞳子髎穴。

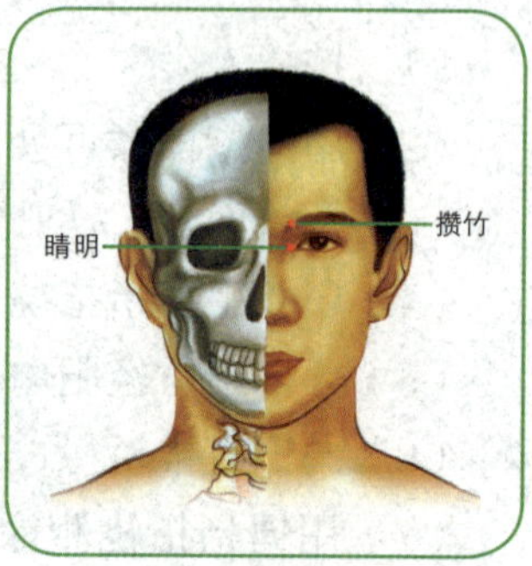

2.按摩

（1）将两手食指与中指合起，放在瞳子髎上，微闭双眼，轻轻按揉约1分钟。

（2）将拇指、食指并拢按摩睛明穴，每次按压3~5秒后松开，2秒后再按，重复5~10次。

（3）用手指指端用力按揉太溪2分钟。

小贴士

（1）注意必须使用适当的眼部卸妆用品，才可以彻底卸除所有眼妆，包括防水睫毛液。误用不当的卸妆用品可能会导致双眸敏感不适。

（2）使用成分过重的眼霜会导致清早起来时双眼浮肿，所以应选择配方较为轻柔的眼霜或啫喱。

（3）最传统的方法。几片黄瓜或冷藏过的茶包永远是快捷、便宜的消肿好帮手。

近视眼

近视眼也称“短视眼”，因为双眼只能看近处，不能看远处。近视眼在休息时，从无限远处来的平行光经过双眼的屈光系折光之后，在视网膜之前形成焦点，在视网膜上则形成不清楚的像，远视力明显降低，但近视力尚正常。

1.取穴

（1）经穴与经外奇穴：攒竹、鱼腰、睛明、承泣、四白、太阳、风池穴。

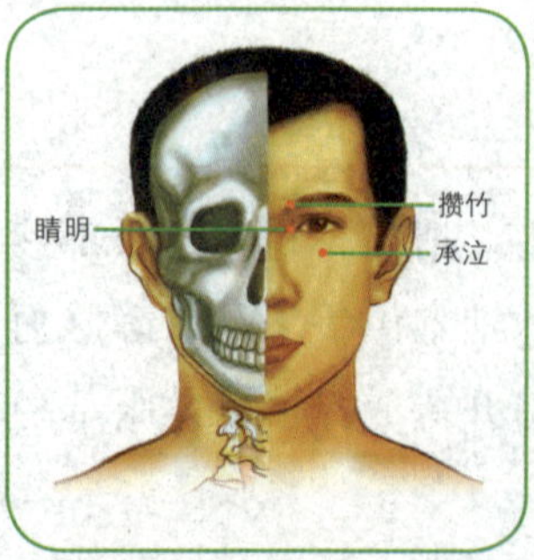

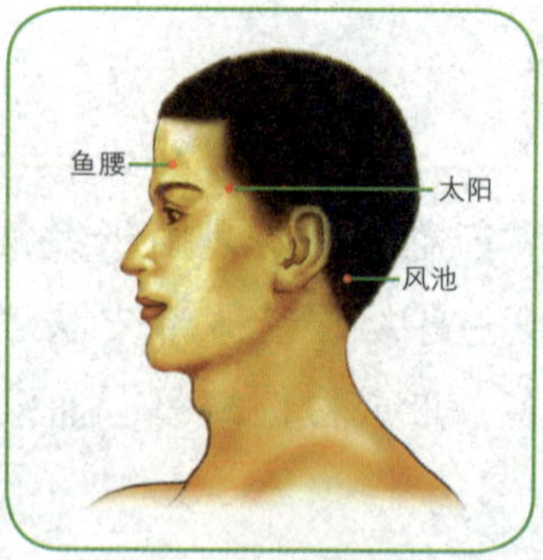

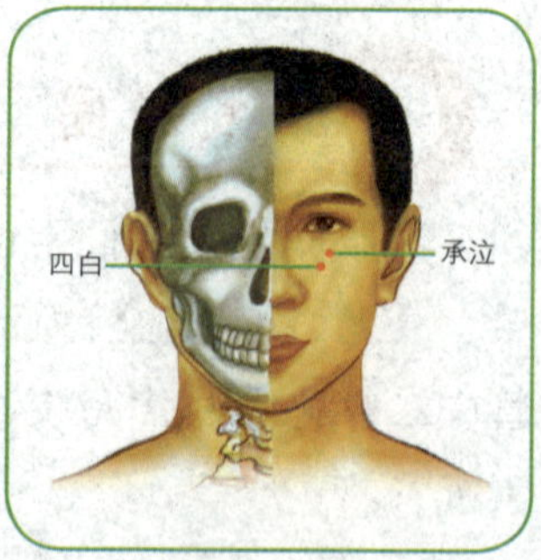

2.按摩

（1）端坐于椅上，双手掌相交错搓热后熨目30遍。

（2）再用双手食指中节沿眉弓由内向外刮10遍。

（3）然后以双手食指指腹按揉左右攒竹穴、四白穴、鱼腰穴、睛明穴各1分钟。

（4）双手食指中节沿下眼眶由内向外刮10遍。

（5）以双手中指指腹按揉左右风池穴各1分钟。

（6）再按揉左右太阳穴各半分钟。

（7）然后闭目，双手食指指腹隔眼皮轻揉眼球部1分钟。

（8）以眼球在眼内自由转动1分钟作为结束动作。

小贴士

（1）防止用眼过度，近距离工作1次不超过50分钟为宜，每小时应休息10分钟，极目远眺、松弛调节可以预防近视。经常做眼保健操，对预防近视也有一定作用。

（2）不要在阳光直射下或暗处看书，不要躺着、趴着或在走动、乘车时看书。

（3）学校应建立眼保健操制度，定期检查视力，对视力低下的同学应及时采取有效措施。

（4）上课做作业时要经常眨眼睛，感到眼疲劳时应闭目半分钟，但不要揉眼睛，对预防近视有一定的帮助。

（5）不要偏食、挑食，不要过多吃糖。

（6）必须注意个人用眼卫生，保持眼睛周围清洁。

（7）注意饮食营养，多吃一些富含维生素A的食物，如羊肝、猪肝、鸡蛋、牛奶、胡萝卜、蔬菜等。

假性近视

青少年得假性近视的概率最高，是过近距离看书或写字的结果。原因是水晶体两侧的毛样体筋痉挛，导致毛样体筋失去调节焦距的作用，无法看清远处的物体，形成近视。

假性近视并不只限于青少年朋友，即使是成人在过度使用眼睛后，一样会造成假性近视。

1.取穴

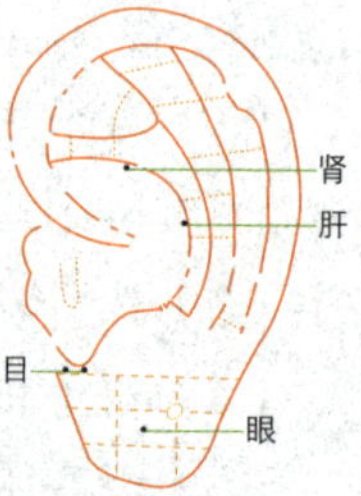

（1）经穴与经外奇穴：睛明、承泣、攒竹、神庭、百会、丝竹空、瞳子髎、四白、率谷、风池、太阳、印堂、百劳、四神聪、鱼腰穴。

（2）头穴：视区、眼球协调运动中枢、运用区、感觉区。

（3）面穴：首面穴、肾穴、肝穴。

（4）耳穴：眼、目、肝、肾等。

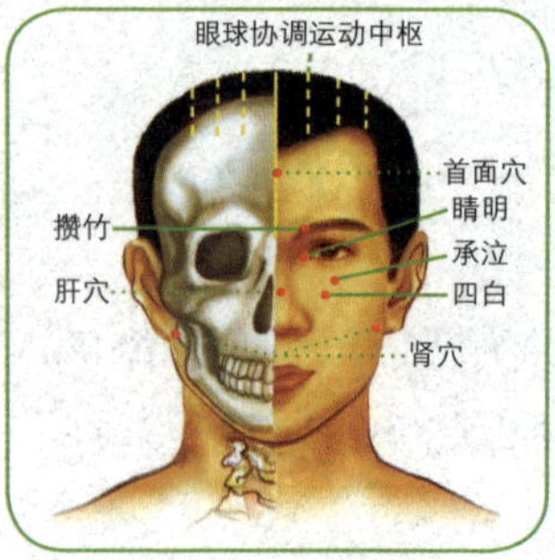

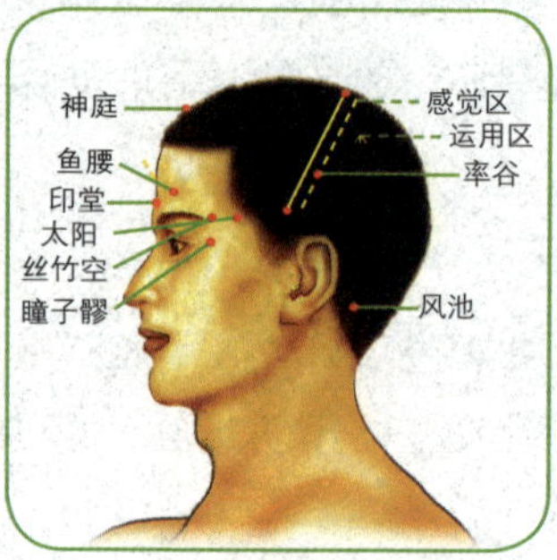

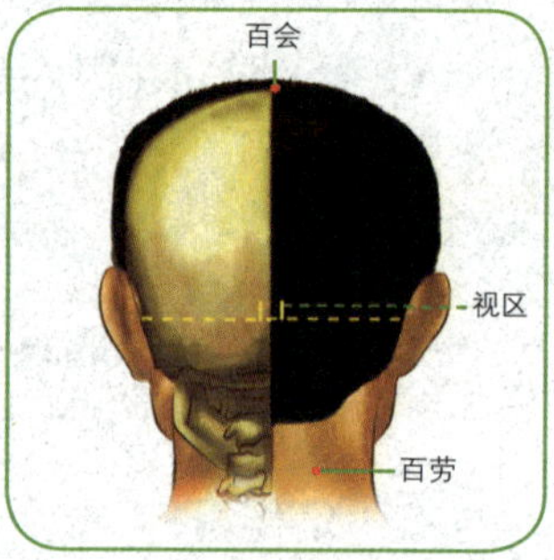

2.按摩

（1）按揉太阳、睛明、承泣、攒竹穴各50～100次，力度平缓、有力，以稍有酸痛为宜。

（2）按揉攒竹、神庭、四白、丝竹空、瞳左髎、四神聪、百劳各30～50次，力度适中。

（3）按揉首面穴、肝穴、肾穴各30～50次。

（4）交替推印堂至神庭30～50次，分推攒竹，经鱼腰、丝竹空，至两侧太阳穴30～50次。

（5）推按视区、眼球协调运动中枢、感觉区、运动区各50～100次，力度轻重兼施，以轻柔为佳。

（6）以一指禅推法画“8”字推按眼眶3～5次，力度适中。

（7）推下桥弓左右各10次，力度适中。

（8）拿捏风池穴30～50次，以产生胀痛感为宜。

（9）用中指指端叩击视区、眼球协调运动中枢各50～100次。

（10）捏揉耳部眼穴3分钟，频率为每分钟90次，力度轻柔、缓和。

（11）棒揉目1、目2各3分钟，频率为每分钟75次，力度适中。

（12）棒按肝穴3分钟，受术者配合转动眼球。

（13）指揉肾穴3分钟，频率为每分钟75次，力度轻重兼使，以产生胀痛感为宜。

小贴士

（1）蛋白质。肉、鱼、蛋、奶等动物性食物不仅含有丰富蛋白质，而且含有必需氨基酸。

（2）钙。如乳类、豆类产品、虾皮、虾米、鸡蛋、油菜、小白菜、花生米、大枣等含钙量也较多。

（3）锌。食物中如黄豆、杏仁、紫菜、海带、黄鱼、奶粉、茶叶、肉类、肝类等含锌和铬较多，可适量增加。

（4）维生素。富含维生素的食品有蛋、奶、肉、鱼、肝脏和新鲜的蔬菜、水果。

（5）补肝益肾的食物。主要有枸杞、核桃、花生、大枣、桂圆、蜂蜜、虾、鱼、肉、蛋等。

预防近视

近视者绝大多数是非病理性的，或者说绝大多数的近视不是病，而是一种因用眼方式不良引起的视远功能衰退、视近功能代偿变化，根本原因是看近处物体过多。所以，防治近视的最好方法应根据其产生原因进行，即减少看近，多练习看远，做眼部保健操。

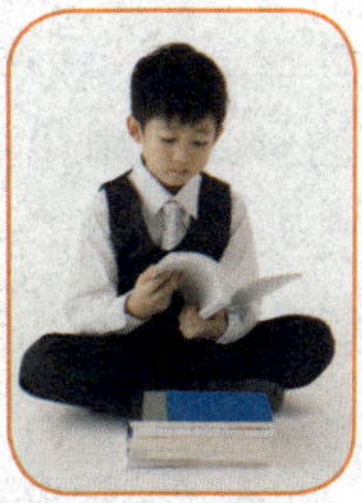

1.眼部保健操

（1）首先闭目入静，取坐姿或站姿。双脚分开与肩等宽，双臂自然下垂，身体保持正直，全身放松，两眼轻闭，切勿睁眼。

（2）然后用双手食指分别按压双侧睛明穴，其余手指呈握拳状，每拍按压1次。

（3）随后双手拇指按揉太阳穴，食指按揉攒竹穴，每拍按揉1次。第3、4个8拍，双手食指弯曲，余指握拳，由眉毛内端向外抹刮，2拍抹刮1次。对太阳穴和攒竹穴采用按揉手法，而不是挤压。抹刮眉弓时，采取由内向外的方式进行。

（4）还需要捻压耳垂，转动眼球，即双手拇指和食指分别夹住耳垂，每拍捻压1次。

（5）转动眼球，第1、2个8拍眼球沿逆时针方向转动，转动顺序为上、左、下、右。

（6）第3、4个8拍眼球沿顺时针方向转动，转动顺序为上、右、下、左。每拍转动1个方向。耳垂采取捻压手法，而不是挤压和按压手法。转动眼球时，头部不动。

小贴士

（1）经常做眼保健操。

（2）坚持做到三个“一”，即：一尺，一拳，一寸。

（3）不在室外光线刺眼处读书，不在光线直射处读书，光线最好从左边照射过来。

（4）看书、写字时间控制在1小时左右，需安排眼睛休息时间。

（5）使用电脑不宜超过2小时。

（6）看电视时，要注意电视高度应与视线相平，双眼与荧光屏的距离大于电视尺寸的5倍，室内应保持适宜亮度。

面部色斑

色斑是好发于颜面部的淡褐、深褐、灰褐色色素沉着斑，西医认为是一种光敏性皮炎或光毒性皮炎的变异，很多病例有与化学用品及劣质化妆品接触史，演员的油彩或家用化妆品中的某些成分也能引起色斑，常常日光照晒后加重，此外营养不良及其他因素也可能导致本病，大多数患者清铜离子含量增高，可能是镙氨酸酶活性增强的标志。

1.除斑按摩操

（1）将拇指伸直，其余四指握起，用拇指指端点压斑面中心，按压方向要垂直，用力由轻到重，稳而持续，使刺激充分透达表皮与真皮之间，忌突然发力及发力后摇动。按压点由中心向外做周围扩展，达到斑的边缘。

（2）用拇指指腹在斑点位置上面圆圈，用力轻柔、缓和，每分钟50~60圈，动作协调、有节奏，作用部位为表皮与真皮之间，在每一个前按点位置上做半分钟左右，目的是让按压后的色素在小范围内松动。

（3）用拇指侧部和食指端部在斑点的部位，由内向外做直线移动，压力应均衡，抹动速度宜缓慢，操作时用力要轻而不浮、重而不滞，动作要协调，将揉松的黑色素向四周扩散。

（4）用两手掌心对擦，产生热量，将掌面放在整个斑面上，做环行而有节奏的摩动，顺、逆时针均可，频率为每分钟50~60次，将已局部扩散的色素向更广范围扩散，有利于快速吸收。

小贴士

（1）在两匙胡萝卜汁中加入20滴柠檬汁，每天抹脸2～3次，20～30分钟后洗净，涂抹护肤品。

（2）将金盏花叶捣烂，取汁涂搽脸部，既可消除雀斑，又能清爽和洁白皮肤。

（3）将西红柿切碎，用榨汁机榨汁，然后加入1匙甘油，以此混合液洗脸，每次轻揉10分钟，然后用清水洗净，再涂护肤品，每日2～3次，可使色斑消失。

（4）将1把蒲公英花倒入1茶杯开水，冷却后过滤，然后以蒲公英花水早晚洗脸，可使脸部清洁，缓解皮炎，并使斑点消失。

消除眼袋

眼袋，就是下眼睑浮肿，由于眼睑皮肤很薄，皮下组织薄而松弛，很容易发生水肿现象，从而产生眼袋。眼袋的形成有诸多因素，遗传是重要因素，而且随着年龄的增长愈加明显。

肾脏不好、睡眠不足或疲劳都会形成眼袋。这种现象容易使人显得苍老、憔悴。眼袋常见于40岁左右的男性和女性，是人体开始衰老的早期表现之一。

1.取穴

（1）经穴与经外奇穴：攒竹、睛明穴。

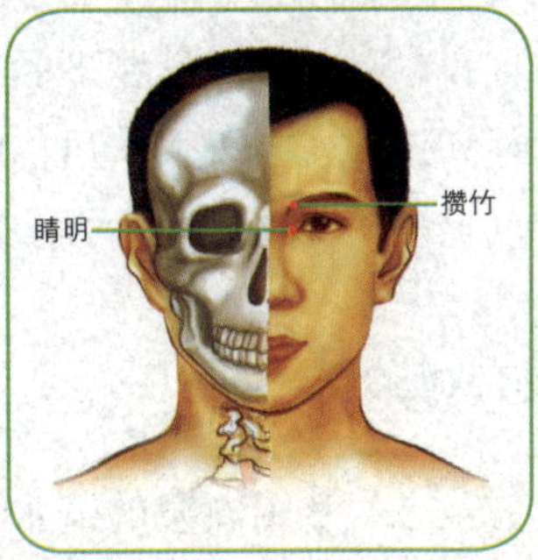

2.按摩

（1）用拇指、食指分别按压攒竹穴2分钟。

（2）用手指指端用力按揉睛明穴2分钟。

小贴士

（1）眼睛周围的皮肤极薄弱，化妆或卸妆时，动作要轻柔，切忌用力拉扯皮肤。

（2）洗面时，用棉花抹洗眼睛周围的皮肤，比用粗糙的毛巾好。

（3）配戴隐形眼镜的时候，不要拉下眼皮，如果想方便地戴上镜片，可轻轻拉高上眼皮。

（4）不要养成擦眼、眯眼、眨眼的坏习惯，阳光剧烈的时候要戴上太阳眼镜。

（5）每天要多喝清水，至少8杯，尤其是早上起床时，晚上则不适宜饮太多水。

减少皱纹

很多爱美的女性经常会提到这样一个问题：怎样去皱纹。皱纹的悄然出现，确实让女性朋友颇感头疼。岁月流逝，当岁月的年轮悄然划过脸蛋，留下一道道深深浅浅的印痕，爱美的你会怎样呢？皱纹偷偷地出现，偷走了我们的年华，带给我们的只有岁月的磨砺与无边的苦恼，怎样去皱纹成为了众多女性最迫切希望知道的问题。

1.减皱美容操

（1）用手指按压额部发际（食指按住发际，其余手指依次排在前额）。双目微闭，视线向下，然后闭眼，依次按压约6秒。

（2）双食指按压眉上皮肤，同时抬眉，练习约6秒。

（3）努嘴，然后松弛，口微张并绷紧双唇，练习约6秒。

（4）头后仰，下唇包住上唇，绷紧约6秒，然后松弛。

（5）手指按压颧骨，先微闭双眼，然后使劲闭眼，练习约6秒。

（6）绷紧面颊肌肉，尽力向上抬高嘴角，然后垂下，反复做约6秒。

（7）小鱼际按压耳前2厘米处，同时鼓气，然后松弛并微笑。

（8）头后仰，紧绷下颌，牙齿紧咬，然后用手轻拍颌部、颈部各约6秒。

（9）用擦热的手掌捂住眼睛30秒。

（10）每天在净面后重复练习2~3次。

小贴士

（1）使用微温的清水洗脸，洗后以毛巾轻轻按干即可。

（2）晚上10点至第二天凌晨2点是皮肤细胞新陈代谢最旺盛的时候，防皱品中的营养成分会得到最好的吸收；多吃一些含胶原质多的食物，比如可食的肉皮类食品。

（3）在选择化妆品时，应选择一些深度补水并含胶原蛋白、加速皮肤的新陈代谢、促进细胞更新的功能性护肤产品。全年使用防晒霜能减少皱纹、黑斑、雀斑等老化现象。

（4）预防体内皱纹。维生素E对延缓皮肤衰老有显著作用，可缓解皮下脂肪减少所引起的面部小皱纹。

减少眉间皱纹

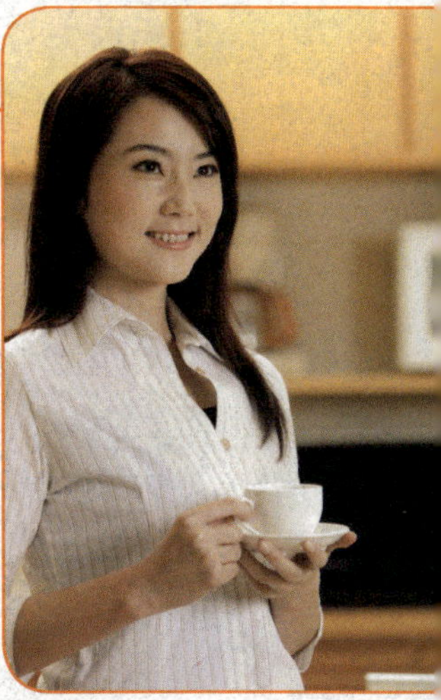

眉间皱纹多由皱眉头而产生。眉间皱纹分为动态的眉间皱纹和静态的眉间皱纹。所谓动态的眉间皱纹，是因为肌肉收缩引起的皱纹，或者是说在做表情的时候产生的皱纹。所谓静态的眉间皱纹，除了是由于衰老造成的皮下组织萎缩，还有因为长期肌肉收缩造成的皮肤凹陷。

1.减皱美容操

（1）按摩眉部穴位

攒竹穴、鱼腰穴、丝竹空穴是聚集在眉部的三大穴位。

按摩方法是用中指和环指指腹按住眉两边的相应穴位，再一起向内侧推揉，一边按，一边揉，做小圆圈运动，默数到10，放松，再按摩，重复5次。

（2）平展眉间肌

用两手掌根部压紧两侧太阳穴，将手指并拢放在前额上面，平衡地压住，此时可试着先将前额向上面的发际牵拉，然后再向两眼部位牵拉。每一部位可保持10秒，反复进行5次。

然后再用一只手按压住一侧太阳穴，另一手绕过头部，用中指放在该太阳穴的位置，两手用力将眉间肌肉向两侧太阳穴伸展，力图把眉间纹压展，反复进行5次即可。

小贴士

（1）注意眼睛周围的穴位。

（2）将眼角肌肤向斜上方拉伸，感觉眼睛吊起来。注意不要用力过度。

（3）用拇指按压两眉间位置，力度适中，持续10分钟。

减少颈部皱纹

颈部肌肤十分细薄而脆弱，颈部皮肤皮脂腺和汗腺的数量只有面部的三分之一，皮脂分泌较少，难以保持水分，更容易干燥，所以很易产生皱纹。颈部皱纹通常有两种，一种是初期老化的皱纹，十几岁时便开始出现，通常不明显；另一种皱纹则是受紫外线的影响，随着年龄的增加而加深，可能非常明显。

1.减皱美容操

（1）直立或端坐，将脸缓慢转向左肩，再缓慢转向中间，再转向右肩，如此往复，每转1次约用6秒，重复3次。

（2）用拇指、食指、中指由后向前轻捻颈部皮肤，再加以前后推动数次，每次向1个方向推。

（3）用食指、中指、无名指在后颈部自上而下地推按，反复数次；在前颈部由下而上推按，反复数次。

（4）做颈部伸展运动，前屈后伸，头部向前时接近前胸，仰头时收紧下颌。

小贴士

（1）前后伸展颈椎：坐姿，双手放在身体两侧的地板上，双腿伸直，保持背部挺直，吸气，缓慢将头向后延伸，呼气，向前弯曲脖子，尽量扩张颈椎，整个过程头部、口腔放松，牙齿别咬紧，颈部放松，重复10次。

（2）左右按压头部：坐姿，双手放在身体两侧的地板上，双腿伸直，将头朝左下方压，尽量将左耳贴向左肩，面部始终朝前，肩膀放松，双肩不要上耸。然后换右边练习。每侧重复10次。

消除抬头纹

抬头纹随着年龄的增长而出现，这是无法改变的，抬头纹带给我们的只有苍老感，所以很多人尤其是女性朋友们都很讨厌它，那么我们该怎么解决呢？首先，我们应该从产生抬头纹的原因入手，探究出解决抬头纹的办法。

1.减皱美容操

（1）两手拇指从眉间向上推按。

（2）双手食指、中指自鼻梁沿眉头向上达额头两侧做螺旋式按摩数次。

（3）用双侧小鱼际自额头中央揉至鬓角处3遍，然后从下向上推至皮肤3遍。

（4）两手五指并拢或用整个手掌自额头部正中线分别向两侧分推，反复5~10遍。

（5）用手指按住眼眉上缘皮肤，并向上移动手指，同时尽可能不让眉毛上移，使额头皮肤绷紧，默数至6，随即放松，共做3遍。

（6）双手中指、无名指并拢，由眉头开始在整个额部向左右两侧打圈至两侧太阳穴，点按太阳穴半分钟。

小贴士

（1）注意平时的表情习惯：多做脸部放松运动，例如闭上眼睛静坐冥想，将注意力放在下巴上。

（2）保湿补水：每星期使用1~2次保湿面膜，让肌肤提高含水度，以减轻皱纹的纹路。

（3）锻炼身体：在锻炼身体时，以室内有氧运动取代户外运动，减少日晒。

（4）防晒：外出前一定记得擦防晒用品（以能防UVA、UVB的较为理想）。

（5）饮食及睡眠：多喝水，养成规律正常的饮食、睡眠习惯。

消除鱼尾纹

随着时光的悄悄流逝，岁月带给我们的不仅是美丽的沉淀，更有美丽的天敌——皱纹。不知从何时起，回眸一笑间，一些看似不起眼、堆在眼角的鱼尾纹就会显现出来，真是让人烦恼。于是，为了祛除这些可恶的鱼尾纹，不少爱美人士不惜重金购买眼霜。眼霜可以抑制鱼尾纹的出现，但却不能从根本上解除问题。

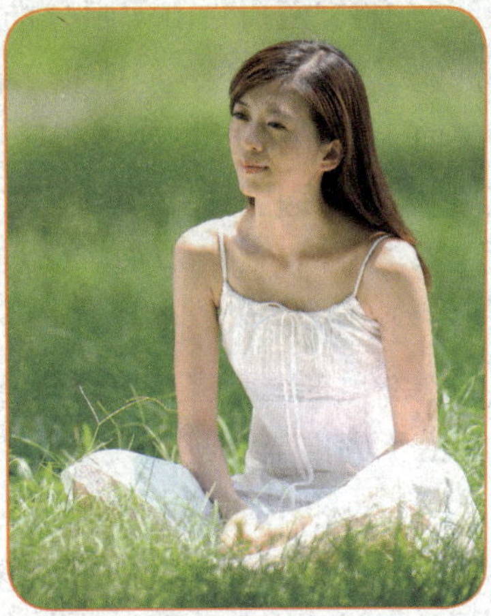

1.减皱美容操

（1）双眼闭合，用手指从两眉正中开始慢慢沿两侧眉弓上缘向外拉伸移动，到达外眼角与发梢之间凹陷处的太阳穴，施加一定压力按揉2~3分钟，使局部产生酸胀感觉。

（2）两手食指分别从内眼角处开始，慢慢沿眼眶下方向外拉伸移动，到达太阳穴后点按2~3分钟，使局部产生酸胀的感觉到。

（3）以上两种操作交替进行，重复3~5次。

（4）每日宜进行1~2次，坚持1~2个月即可有效。

小贴士

（1）多吃肉皮、猪蹄、鸡爪等含有胶原蛋白的食品，可帮助皮肤恢复弹力。

（2）平时注意皮肤清洁，尤其是要注意补水。

（3）多吃水果、蔬菜。

皮肤粗糙

皮肤粗糙多是因为肌肤水油平衡失调、新陈代谢能力下降所致，日常生活中，强烈紫外线照射、干燥环境影响、工作压力大、不良生活习惯（如熬夜、吃快餐、吸烟等因素）都会导致肌肤越来越干燥，长期得不到改善会出现干裂、粗糙的现象。皮肤粗糙是人体衰老的表现之一。

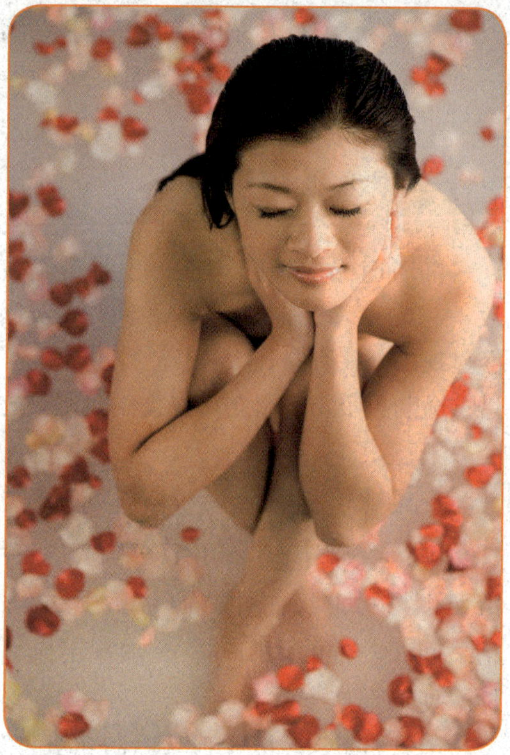

1.推抹法

（1）用双手拇指按在睛明穴上，顺鼻梁直下抹至迎香穴，如此反复10～15次，再从鼻尖直上推抹至印堂穴，推揉10～15次，最后按印堂10秒，此套手法应轻而柔和，切忌蛮力。

（2）两拇指由印堂沿眉骨分推至太阳穴，推时稍向内用力轻按太阳，以促进气血流过。

（3）两拇指由太阳分推至耳门和听宫穴，轻点一下，但手指不能离开皮肤表面，再用拇指与食指指腹对合，轻捏耳垂，然后上下提拉耳尖2～3次。

（4）两拇指从印堂分推眉骨至太阳，按压穴位，推至耳门，再按压穴位，然后推至听宫，按压听宫1分钟，最后沿下颌推至人迎。

（5）两拇指从印堂分推至太阳，轻按穴位，由太阳向后推至率谷，换中指从耳后分推至风池穴，中指指腹按压风池10～15圈，然后轻用力向后拉提2～3次，与此同时拇指指腹按压太阳穴。

2.切捏法

两拇指分别切捏双眼上下眼眶5~8次，从睛明切捏至外眼角。

3.点穴法

两拇指指腹点按两眉骨上缘鱼腰穴，中指指腹点按两眉端攒竹穴。用力宜轻柔，再点按睛明、承泣、四白、上迎香、迎香、丝竹穴、瞳子髎、下关、颊车、地仓、人中、承浆等穴，每穴各1分钟。

4.点揉法

双手中指点按四白，拇指点按阳白，按住穴位轻揉，顺时针、逆时针各揉50圈，再用中指指腹点安颧髎，点、按、揉三法并用，由慢到快旋转揉按，以每秒4圈之速揉100圈。最后点按头维、太阳、口禾髎、翳明、承浆穴，每穴1分钟。

5.直推法

（1）额部：用双手拇指外侧螺纹面或3、4指指腹从前额中线向两侧鬓角区做分推法。

（2）眼角部：先用同侧手的拇指与食指将外眼角上下皮肤固定，稍稍绷紧，然后用另一手的食指指腹沿着眼轮匝肌的环状走向做眼周按摩，手法宜轻柔。

（3）颧部：从鼻侧用拇指外侧螺纹面向耳前分推或轻抹。

（4）颊部：从鼻孔与口角旁以相同手法用拇指指端向两侧鬓角区轻抹或分推。

（5）下颌部：以指揉法或指叩法，从下颌中线开始向鬓角区轻轻指揉或指叩；对颌骨下部皮肤也可用相同方法，从下巴中线沿颌骨向耳后轻揉或轻叩。

（6）重复：用双手拇指、中指、无名指同时由口到耳、由鼻到耳上，轻捏皮肤90次，反复2~3遍。

小贴士

（1）胡萝卜、苹果面膜。胡萝卜要选用红色的。

（2）玫瑰面膜。玫瑰花瓣25~50克，水100毫升，将玫瑰花瓣浸入水中，2个小时后，捣成糊，敷脸。适用干性皮肤，过敏性皮肤慎用。

（3）椴树花面膜。将椴树花磨碎，用冷开水调成粥状，加热到60~70℃后凉置。待温度降到37~40℃时，将面膜涂在脸上，加盖几层纱布，15~20分钟后清洗干净。滋润干性皮肤，使皮肤细滑而富有弹性。

（4）杏仁、番茄面膜。适用有黑头、粉刺的皮肤。

（5）黄瓜、胡萝卜、蛋清面膜。滋养、改善粗糙肌肤，使肌肤细腻。黄瓜、胡萝卜打成汁加入蜂蜜饮用，可配合面膜发挥更好的效果。

（6）果汁面膜。可用杏、桃、葡萄、西瓜等，加面粉混合。

（7）香蕉、麻油面膜。适用干性、中性皮肤。

（8）酸奶面膜。酸奶和面粉，作用温和。

（9）蜂蜜、蛋黄、橄榄油面膜。补充肌肤养分。

肤色暗沉

有的人脸色偏黄，没有光泽，像蒙了层灰尘，但是怎么洗也洗不干净，平时情绪低落，唉声叹气，食欲低下，遇事犹豫不决。有的人还会在额头两侧长暗红色的痘痘且不容易消退。

1.取穴

（1）经穴与经外奇穴：攒竹、地仓、承浆穴。

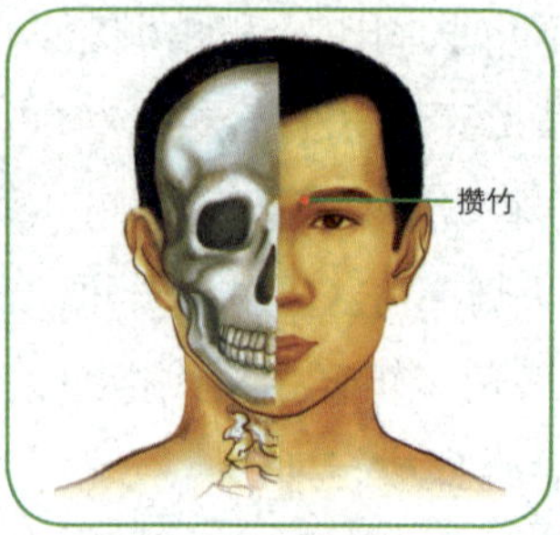

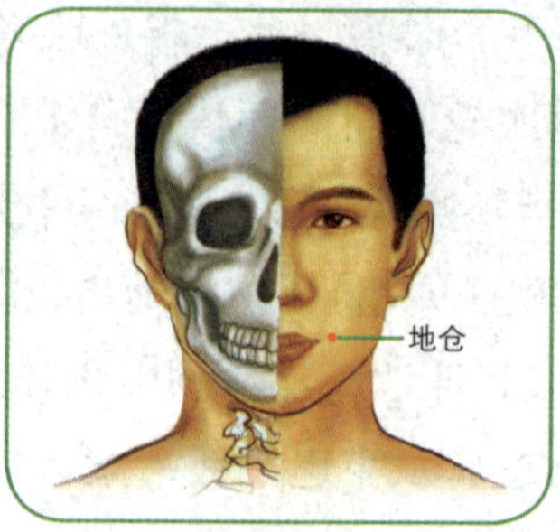

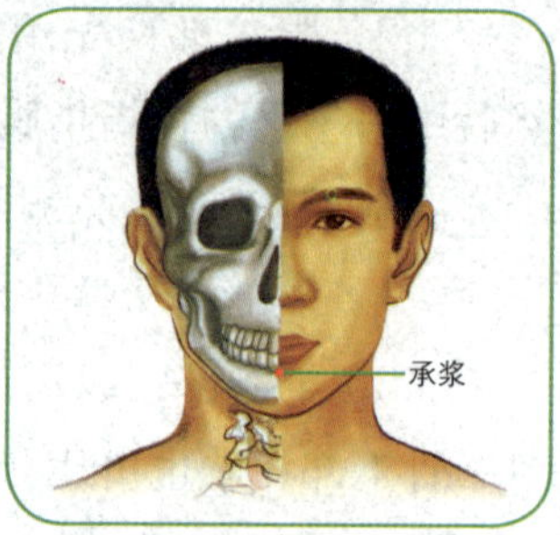

2.按摩

（1）用中指或食指指腹端按压受术者地仓穴、承浆穴，并做环状运动3分钟。

（2）用拇指、食指按压攒竹，做环状按摩2分钟。

小贴士

（1）去除老化角质。定期为脸部做去角质护理，做好每天的卸妆工作和每周的去角质工作，会对改善肤色起到很大作用。

（2）给肌肤补水。每天除了喝适量的水外，还要给肌肤使用保湿效果长久的化妆水，有细纹的地方还需要特别保养，涂美容液。另外，一星期要做2次补水面膜。

（3）紧致肌肤。需要使用一些防皱、紧肤的护肤品来保持肌肤弹性。

嫩肤美颜

嫩肤美颜按摩可促进面部皮肤血液循环，肌肤通过毛细血管和淋巴组织工作来吸收营养成分，及时排出废物，祛除老化角质，达到延缓衰老的目的。另外，人体末梢神经大多分布在真皮组织，用手指按摩脸部肌肤能有效刺激末梢神经，加强肌肤的收缩力，提高肌肤弹性，减少皱纹，使肌肤更加丰满。

1.取穴

（1）经穴与经外奇穴：百会、印堂、攒竹、鱼腰、承泣、四白、巨髎、地仓、迎香、承浆、太阳、听宫、翳风、颊车穴。

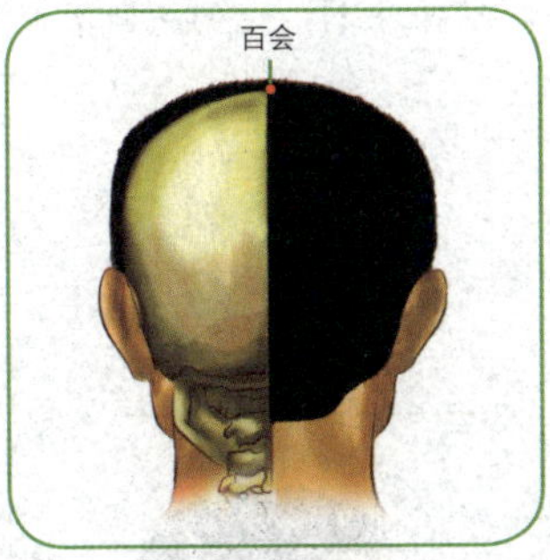

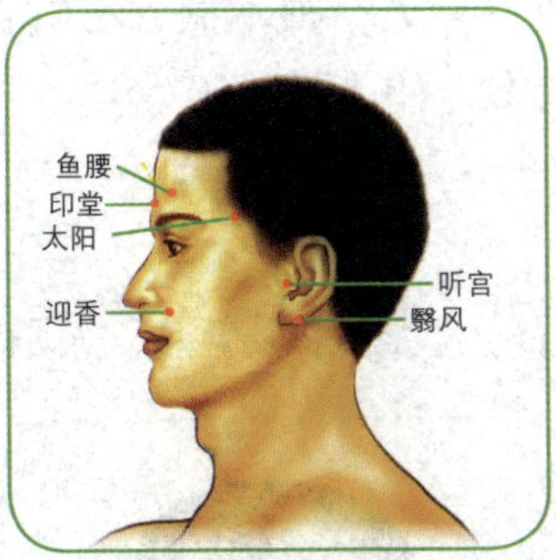

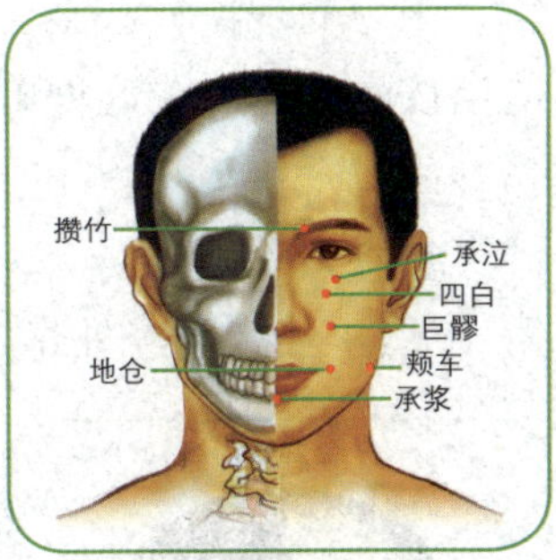

2.按摩

（1）眉毛上下运动，尽量抬高两眉，使额头出现横向皱纹，保持1分钟再恢复原状，重复8~10次；使眉毛做横向运动，尽量把眉头左右拉开，再复原，重复数次。

（2）嘟起嘴唇，将两颊肉内吸，重复8~10次；把上唇尽量向前突出，重复8~10次；用双手提起嘴角，再放下，重复8~10次；口腔做充气和吹气的动作，重复8~10次。

（3）眨眼动作。先凝视前方，然后用力闭紧双眼，保持5秒，重复数次。眼珠的运动：①眼球上下运动，使眼球由上至下、由下至上地垂直运动；②眼球左右运动，眼球由左至右，再从右至左地水平运动，重复数次；③眼球斜向运动，眼球从右上转到左下，再从左上转到右下，重复数次；④旋转眼球运动，左转8遍，右转8遍。

（4）经常点按以上穴位，能达到美容的效果。

小贴士

（1）按摩结束后30分钟内最好饮1杯温开水，这样有利于气血运行，同时不应喝茶、酒或其他饮料。

（2）饮食不宜油腻，切忌暴饮暴食，可以多喝些美容粥，多饮少量。

（3）当皮肤水分不足时，皮脂腺就会自然分泌油脂保护，结果反而令面油更多。一年365天，早晚都应使用保湿产品，令皮肤更滑、更滋润。

提神醒脑

睡眠是人们休息、恢复体能的重要生理活动，但往往在醒来后，身体出现萎软、乏力的现象，甚至会导致一整天精神不振，影响正常学习和工作。早晨醒来后适当按摩，可改善这种萎靡状态，使人精神焕发。

1.取穴

（1）经穴与经外奇穴：百会、攒竹、迎香、太阳穴。

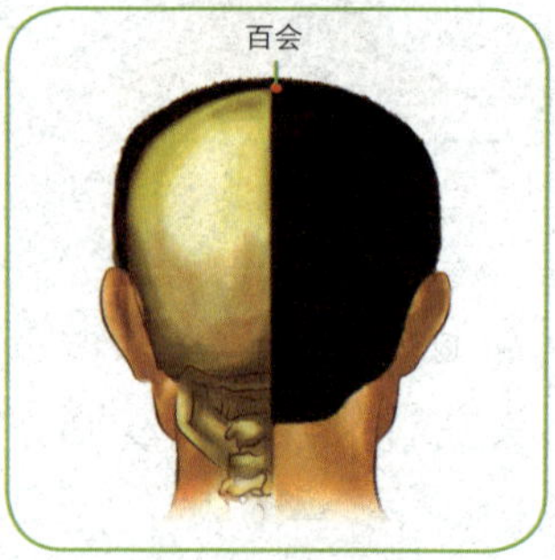

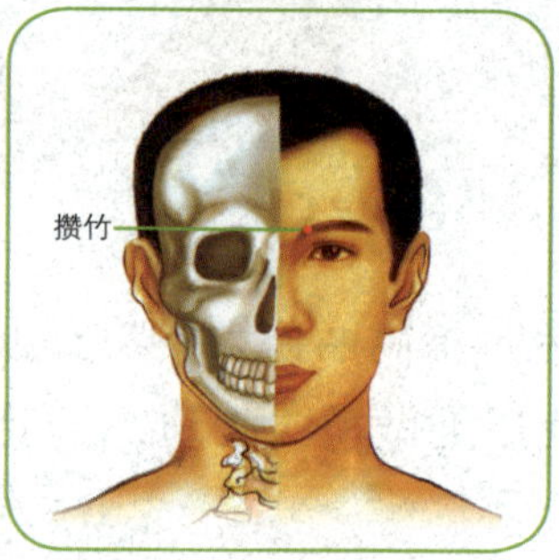

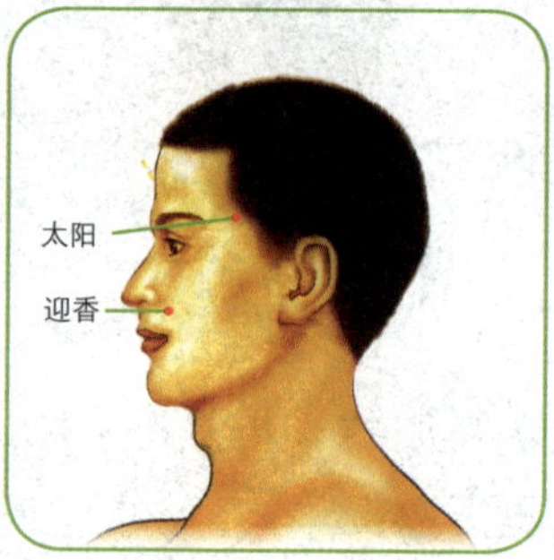

2.按摩

（1）醒来后先别睁眼，首先舒张手指，一放一握。反复数10次。

（2）双手在面部做上下推擦，从口角至鼻旁、前额、太阳穴、面颊，返回口角。反复10次。

（3）两手掌摩擦，搓热后将两手掌心置于双眼上，并轻轻按压眼球。反复3次。

（4）用中指指端点压攒竹、迎香、太阳、下关、颊车，每穴20秒。

（5）牙齿咬紧，用掌心拍击头顶百会穴10次。

（6）双手十指微屈，从前发际向后发际做梳理头发的动作。反复20次。最后叩齿起床。

小贴士

（1）将干燥的熏衣草花蕾5~6颗、柠檬片一起放入茶杯中，加入沸水后加盖5~10分钟，如果是与柠檬汁搭配，待茶呈淡绿色且温凉后加入即可。

（2）将菊花3钱与薄荷2钱一起放入茶杯中，加盖冲泡5~10分钟即可。

（3）将刚买来的中药薄荷叶5~10片，用冷水洗净后放到茶杯中，加入热水200毫升，加盖15~20分钟直到药香散出即可，晾凉后根据个人喜好加入冰糖、蜂蜜或果汁，可以增加口感。

缓解压力

现代社会竞争越来越激烈，人们承受着各方面的压力，如升学、就业、工会、生活等。久而久之，这些压力将影响到人们的身心健康。按摩能够调整情绪，适当放松紧张的神经，有益健康。

1.取穴

（1）经穴与经外奇穴：风池、太阳、百会穴。

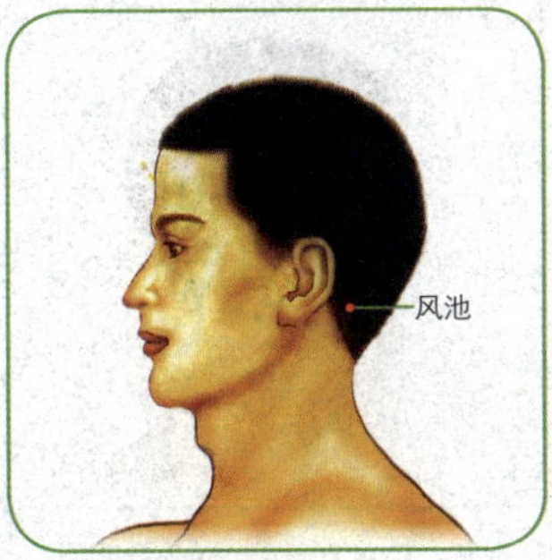

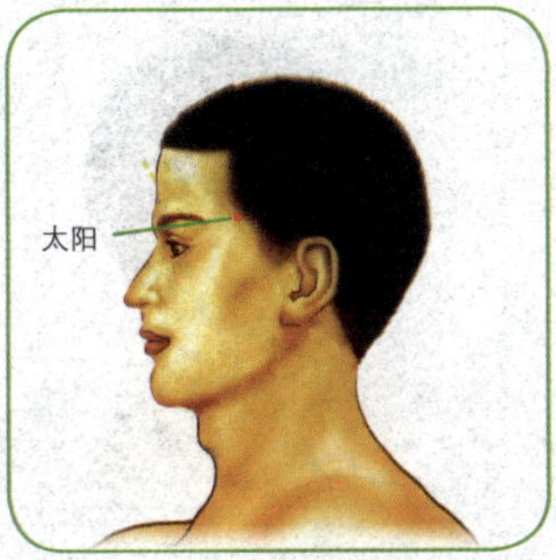

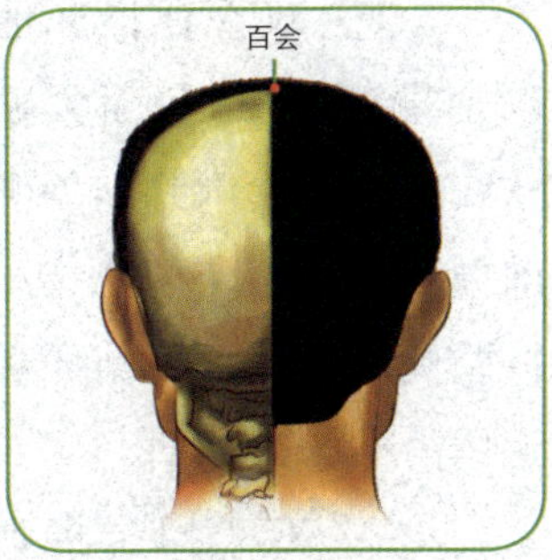

2.按摩

（1）先将两手搓热，用双手的食指、中指、无名指、小指或手掌左右擦动面颊部，由上而下30次。

（2）用两手中指按压风池，持续20秒，然后以顺时针方向揉穴位20次，再从风池向下延颈椎擦至肩部，重复30次。

（3）先用双手食指、中指、无名指、小指指端，从前额向后梳理，做10次；然后用梳子从耳前两鬓向头顶正中做梳理工作，做10次；再用其中一手掌心轻摩头顶，做10次。所有动作重复2次。

（4）以双手食指按压在两侧太阳穴上，以顺时针方向揉30圈。

（5）用其中一手的中指按揉百会穴，持续20秒，再从顺时针方向揉20圈，重复1次。

（6）用双手的食指、中指、无名指、小指指端，有节奏地轻轻叩击头顶，做30次。

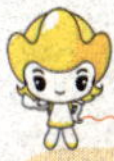

小贴士

（1）饮食合理，避免过度肥胖和血糖过高。

（2）如果需要，使自己处于无压力状态。

（3）学习呼吸、放松的技能，如瑜伽。

夜晚催眠

各种原因导致的睡眠障碍，长此以往就会造成神经衰弱和生理功能失调。睡前按摩可使紧张和亢奋的神经得到松弛，促进大脑血液循环，保证睡眠质量。

1.取穴

（1）经穴与经外奇穴：太阳穴、风池穴。

2.按摩

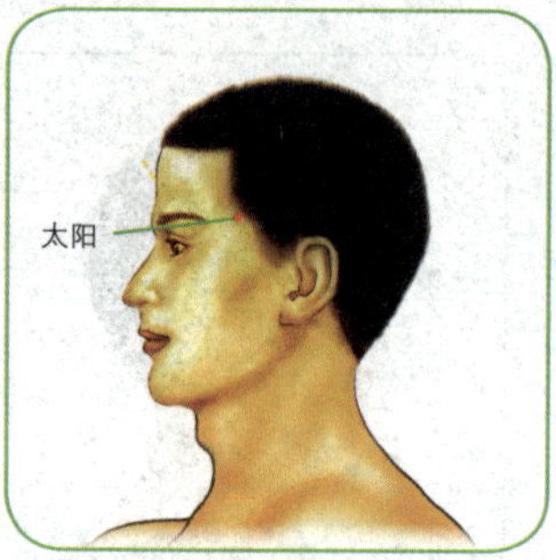

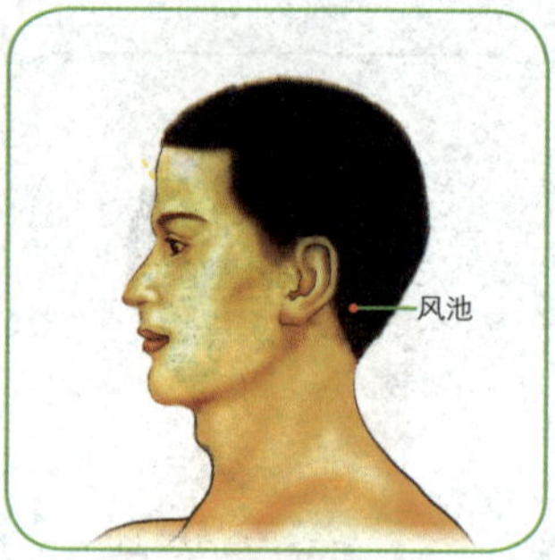

（1）双手食指屈曲，以食指第2节桡侧面紧贴印堂穴上方，由内侧向外侧抹前额40次。双手拇指指腹紧按两侧鬓发处，由前向后往返用力推抹40次。

（2）双手拇指指腹紧按风池，用力做旋转按揉1分钟，随后按揉整个枕部，以有酸胀感为宜。双手掌心紧按两耳，然后快速、有节律地按压40次。

（3）取坐位，两眼前视，牙齿紧咬，以一手掌心在卤门处做有节律的拍击动作10次。

（4）闭目，两手中指分别横置于两眼球上缘，无名指置于眼球下缘，然后自内向外轻揉至眼角处，往返20次。

（5）用拇指点按太阳穴1分钟。

（6）身体平躺，两手置于身体两旁，全身放松，深呼吸，反复10次，能够更好地保证睡眠质量。

小贴士

（1）饮食疗法：取大枣、小麦、冰糖，先取大枣、小麦，水煎，去渣，取汁，纳入冰糖烊化顿服，每晚1次。

（2）药粥疗法：取大枣、元肉、大米、砂糖适量。先取大米煮粥，待沸时加入大枣、元肉，至煮熟时，调入冰糖，再煮沸1~2次即成，每日1剂。

（3）填脐疗法：取酸枣仁，研为细末，置肚脐中，外用伤湿止痛膏固定，1日1换。